\\ これでわかる //
網羅的手法による着床前診断のすべて

最新技術から遺伝カウンセリング，フォローアップまで

編集

倉橋 浩樹
藤田医科大学総合医科学研究所

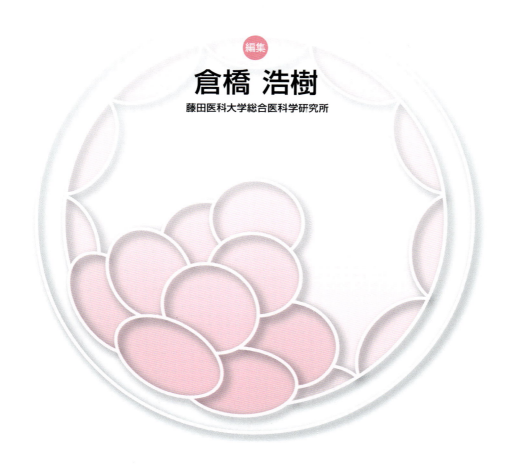

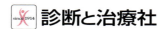

診断と治療社

はじめに

　2015年の日本産科婦人科学会の「着床前診断」に関する見解の改定により，わが国の着床前診断は大きく進化した．最も大きな変化は，診療施設と解析施設の分離が可能となった点である．すなわち，診療施設では採卵，顕微授精，胚生検，という一連の不妊治療を行い，胚生検検体を専門の解析施設に送る．解析施設は結果を診療施設に伝え，診療施設は結果に基づいて胚移植を行う．いいかえると，以前は，クライエントは着床前診断の不妊治療も検査もできる特定の施設に遠路はるばる通院せねばならなかったが，このシステムではクライエントは居住地近くの大学病院などの産婦人科，もしくは不妊専門のクリニックで着床前診断を受けることが可能となった．この改定の意義は大きく，地元で受けることができる着床前診断はクライエントにとっては大変身近な選択肢となった．

　当初は，海外の検査施設に生検検体を送付された施設が多かったが，検査施設の精度管理が不明であったり，質問への対応が不十分であったり，コミュニケーションが取りにくかったりと種々のトラブルが生じた．さらには，日本人ゲノム情報の海外流出という得体の知れない不安感も増大するなか，私たちは日本国内での検査体制の充実化が重要と考え，診療施設と解析施設の共同研究組織としてJapan PGD Consortium（JAPCO）を立ち上げた．培養技術の進歩と網羅的遺伝子解析技術の導入もあいまって，着床前診断の精度も非常に高くなるなかで，それぞれの技術を得意とする診療施設と解析施設がタッグを組んでコラボレーションをするJAPCOは，理想的な着床前診断の診療体制を提供することが可能である．

　本書は，JAPCOの世話人の先生方に最新の着床前診断の診療体制を解説していただくように執筆を依頼した．本書が，自施設での着床前診断の診療体制の確立を目指す産婦人科医や胚培養士，臨床検査技師，認定遺伝カウンセラーなどの入門書として役立つことを願ってやまない．

2019年6月

藤田医科大学総合医科学研究所分子遺伝学研究部門 教授
JAPCO世話人代表
倉橋浩樹

Contents

はじめに ………………………………………………………………………………… 倉橋浩樹　iii
執筆者一覧 ……………………………………………………………………………………………… v

Part.1　着床前診断とは

- 1　わが国の臨床研究としての着床前診断の歩み ………………………… 澤井英明　2
- 2　メンデル遺伝病（単一遺伝子疾患）の着床前診断 …………………… 中岡義晴　12
- 3　染色体構造異常と不育症—不均衡型構造異常の発生リスクの観点から—
  ………………………………………………………… 遠藤俊明, 馬場　剛, 尾崎　守　22

Part.2　着床前診断の技術と展開

- 1　着床前遺伝子診断の胚生検技術 ………………………………………… 竹内一浩　36
  - Column　低侵襲性への工夫 ……………………………………………… 竹内一浩　46
- 2　網羅的手法によるPGT-SR ……………………………………………… 加藤武馬　48
  - Column　全ゲノム増幅法の開発 ………………………………………… 加藤武馬　59
- 3　単一遺伝子疾患に対する着床前遺伝学的検査の実際 ………………… 宮井俊輔　60
  - Column　単一遺伝子疾患の着床前検査における染色体異常の同時解析
    ……………………………………………………………………………… 宮井俊輔　73
- 4　PGT-Aは果たして有効か？ ……………………………………………… 福田愛作　75
  - Column　卵子の加齢とミトコンドリアDNA量 ………………………… 倉橋浩樹　88

Part.3　着床前診断の未来

- 1　着床前診断後のフォローアップ ………………………………………… 宇津宮隆史　92
- 2　着床前診断の遺伝カウンセリング ……………………………………… 加藤麻希　103
- 3　着床前診断へのクライエントの思い ………………………… 田中　温, 田中あず見　114

おわりに ………………………………………………………………………… 倉橋浩樹　125
日本産科婦人科学会「着床前診断」に関する見解 ……………………………………… 126
JAPCO登録施設一覧（2019年5月現在） ………………………………………………… 128
索引 ………………………………………………………………………………………… 132

執筆者一覧

【編集】

倉橋浩樹　　藤田医科大学総合医科学研究所分子遺伝学研究部門

【執筆】（50音順）

宇津宮隆史　　セント・ルカ産婦人科
遠藤俊明　　　札幌医科大学医学部産婦人科学講座
尾崎　守　　　金沢医科大学総合医学研究所先端医療研究領域ゲノム疾患研究分野
加藤武馬　　　藤田医科大学総合医科学研究所分子遺伝学研究部門
加藤麻希　　　藤田医科大学総合医科学研究所分子遺伝学研究部門
倉橋浩樹　　　藤田医科大学総合医科学研究所分子遺伝学研究部門
澤井英明　　　兵庫医科大学病院遺伝子医療部
竹内一浩　　　竹内レディースクリニック附設高度生殖医療センター
田中あず見　　国際医療福祉大学大学院
田中　温　　　セントマザー産婦人科医院
中岡義晴　　　IVFなんばクリニック
馬場　剛　　　札幌医科大学医学部産婦人科学講座
福田愛作　　　IVF大阪クリニック
宮井俊輔　　　藤田医科大学産学連携推進センター

Part.1
着床前診断とは

Part.1
1. わが国の臨床研究としての着床前診断の歩み

澤井英明

> **Point**
> □ 着床前診断の分類：目的の異なる3つ（PGT-A，-M，-SR）に分類される．
> □ 海外での着床前診断の実用化：1990年頃から報告され，2000年前後に臨床実施が拡大した．
> □ 日本での導入から現在まで：PGT-M（単一遺伝子疾患を対象）は1998年に日本産科婦人科学会から見解が示され，賛同と批判のある中で臨床研究として開始される．2006年にはPGT-SR（転座保因者の習慣流産を対象）が見解に追加された．2018年に臨床研究を終了し，医療行為と位置づけられた．
> □ 日本での今後：2015年からPGT-Aが臨床研究として開始される．2019年からは実施施設が拡大されて進行中である．

はじめに

　着床前診断という用語は現在のpreimplantation genetic testing（PGT）の和訳であるから，本来は着床前遺伝学的検査とよぶべきであるが，わが国では歴史的経緯としてその導入当初から着床前診断とよばれ，様々な評価や批判を受けて現在に至っている．着床前診断とは体外受精・胚移植（in vitro fertilization and embryo transfer：IVF-ET）と顕微授精〔通常は卵細胞質内精子注入法（intracytoplasmic sperm injection：ICSI）〕の技術により得られた卵子（極体を含む）または胚（卵割期胚～胚盤胞）を生検して得られた割球のDNAを分析し，HLAタイピングや染色体・遺伝子の変異の有無を検査することで，胎児のもつ遺伝情報を着床前に明らかにすることである[1]．そして検査の目的にかなった胚だけを子宮内に移植する．国際生殖補助医療モニタリング委員会（International Committee Monitoring Assisted Reproductive Technologies：ICMART）で示されている2017年の定義に従って記載すると検査の目的は以下に示すように大きく分けて3つある[1]．

ⓐ PGT-A（preimplantation genetic testing for aneuploidy）

　従来の着床前スクリーニング（preimplantation genetic screening：PGS）に該当する．遺伝学的に明らかな変異を有さない不妊カップルのIVF-ETを行う際に，移植胚の全染色体の異数性（いわゆるモノソミーやトリソミーなどの数的異常）を調べる．子宮内に移植しても流産する染色体異数性を有する胚を除外して移植し，流産率の低下と妊娠継続率の向上を目的とする．従来のPGSという名称については，「スクリーニング」という用語は本来は「確定診断」とペアになる用語であり，これだけで完結している本法はスクリーニングではないという理由で変更になったとされている[2]．またわが国ではこのスクリーニングという用語がときに全ゲノムの遺伝情報を網羅的に調べるような印象をもたれたり，出生前診断でしばしば指摘される全員を対象としたマススクリーニングと誤解される可能性も指摘されてきた[3]．

ⓑ PGT-M（preimplantation genetic testing for monogenic / single gene defects）

従来の単一遺伝子疾患の着床前診断（preimplantation genetic diagnosis：PGD）に該当し，重篤な遺伝性疾患の保因者カップルから罹患した児の出生を防ぐことを目的とする．

ⓒ PGT-SR（preimplantation genetic testing for structural rearrangement）

従来の染色体構造異常の着床前診断に該当し，染色体転座などの構造異常を有するカップルが流産をくり返す場合に，不均衡型染色体構造異常を有する胚を除外して移植し，流産率の低下と妊娠継続率の向上を目的とする．

背　景

カップルのいずれもが常染色体劣性遺伝疾患の保因者の場合や，女性がX連鎖劣性遺伝疾患の保因者である場合には，胎児にこれらの疾患が発症し，重篤な表現型を示すことがある．このような場合に以前は絨毛検査や羊水検査などの侵襲的検査による出生前診断を行って，罹患児かどうかを診断するという方法しかなかった．出生前診断では侵襲的検査により流産する可能性や母体に負担のかかる人工妊娠中絶になることもありうる．また母体保護法では胎児異常を理由とした人工妊娠中絶が認められていないことから，出生前診断後の罹患胎児の人工妊娠中絶は，厳密には法令違反であるという極端な意見もある．

そこでこれらの問題を回避する手段としてIVF-ETの技術を用いて，非罹患胚だけを移植して妊娠させる方法が開発された．これが最初の段階の着床前診断である．こうした利点がある一方で，カップルに妊孕性があっても体外受精が必要になること，胚生検による影響はヒトの長期にわたる安全性という点では確立されていないこと，そして受精卵の段階で移植胚を選択することの生命倫理的なことなどが課題となっている．

海外の報告

ⓐ 海外での臨床応用

海外では動物の胚を用いた実験を経てヒトに対しての着床前診断の臨床応用がなされた．イギリスのHandysideらは，1990年にX連鎖劣性遺伝疾患の保因者であるカップルで，胚の割球生検を行って，polymerase chain reaction（PCR）によりY染色体特異的DNAを検出するという遺伝学的な性別診断（着床前診断）を行って，副腎白質ジストロフィーの保因者カップルとX連鎖劣性精神発達遅滞の保因者カップルから，女児を誕生させ，これらの罹患児の出生を避けることができたと報告した[4]．この報告の段階ではPCRによりY染色体特異的DNAを増幅して性別の診断を行っており，罹患胚の診断にまでは至っていなかった．男児であっても50％の確率で非罹患であるから，性別診断では完成された手法とはいえなかった．しかし，ほどなく1992年に同じHandysideらのグループから疾患遺伝子を検査した着床前診断が報告され，単一遺伝子変異により発症する常染色体劣性遺伝疾患である嚢胞性線維症の保因者カップルから着床前診断で非罹患児が出生した[5]．染色体異常については1990年に割球でfluorescence in situ hybridization（FISH）法を用いてXとY染色体の異数性を診断できることが報告された[6,7]．1993年にはFISH法を用いて13，18，21，X，Yの

染色体異数性を調べる着床前診断が報告された[8]．これは従来の着床前スクリーニング，現在の用語としてのPGT-Aの萌芽にあたる報告である．その後は染色体転座に対しても切断点特異的プローブを用いて診断できることが報告された[9,10]．また1994年には，現在でも対応が未解決のPGT-Aにおける染色体モザイク胚の存在が報告された[11]．

ⓑ ESHRE PGDコンソーシアムの設立

こうした着床前診断の臨床応用に伴い，2003年にPreimplantation Genetic Diagnosis International Society(PGDIS)がアメリカで創立された[12]．ヨーロッパでは欧州生殖医学会(European Society of Human Reproduction and Embryology：ESHRE)でESHRE PGD Consortiumが1997年に設立されて，その後1999年からのデータを取りまとめており，ほぼヨーロッパの着床前診断の実施状況を網羅している．ESHREの2018年の最新の報告では，ESHREの調査対象39か国のうちPGT-A，PGT-SR，PGT-Mは2012年に19か国，2013年に20か国，そして2014年には22か国と着実に増加している[13]．治療周期として15,894周期が実施され，これは全生殖補助医療(assisted reproductive technology：ART)治療の2.05%に該当し，2013年に比べて著明に増加している(＋6,103周期)．このうち13,460周期が新鮮胚周期で2,434周期が融解胚周期であり，それぞれ6,269個の新鮮胚と2,021個の凍結胚が移植された．新鮮胚周期では2,538例の妊娠が成立し(42.5% 胚移植あたり)，2,024分娩となった(32.3% 同)．凍結胚周期ではそれぞれ801周期(41.8% 同)と619周期(30.8% 同)であった．国別ではスペインが5,242周期と最多であった．

そのESHRE PGD Consortiumの2017年の最新の着床前診断についての詳細な報告(ESHRE PGD Consortium)では，1999〜2012年までの妊娠データがまとめられており，2011〜2012年(出生時ベースで2013年10月まで)のデータが最新のものとして報告されている[14]．それによるとこの2年間で71施設のデータがまとめてあり，11,637周期の採卵，2,147例の妊娠，1,755人の児が出生している．適応別としては染色体異常(PGT-SRに相当)が1,953周期，X連鎖遺伝疾患(PGT-Mの一部)が144周期，単一遺伝子疾患(PGT-Mに相当)が3,445周期，着床前スクリーニング(PGT-Aに相当)が6,095周期，生み分け目的の性別診断が38周期であった．

手法はarray comparative genomic hybridization(アレイCGH)法が着床前スクリーニングで4%が20%に増加，染色体異常で6%が13%に増加した．染色体構造異常について実施されるアレイCGH法に伴い胚盤胞での生検が1%以下から7%に増加した．なお，最新のデータとはいえ，2011〜2012年と古く，おそらく現在では検査手法としてはアレイCGH法が，胚生検の時期としては胚盤胞での生検が最多数となっていると推測するが，これはほどなく次世代シークエンサー(next generation sequencer：NGS)法に移行するものと思われる．

胚生検の時期と方法

着床前診断では胚から遺伝情報を調べる必要があるが，その方法として着床前診断の導入の初期の頃から2010年頃までは①卵割期胚生検：受精後3日までの4〜8細胞期の卵割期胚から割球を1〜2個採取する方法と，②極体生検：卵子の第一極体や第二極体を用いる方法が用いられた．

ⓐ 卵割期胚生検と極体生検

①の方法は FISH 法が診断方法であった時期には標準的な生検方法であったが，割球 1 個からの診断は，PCR 増幅が不可能で診断できなかったり，2 本の染色体のうち 1 本しか増幅されないアレルドロップアウト（allelic dropout：ADO）という現象が生じて誤診したりと，診断精度が低く，また FISH のプローブも多数を同時に使用することが困難などの理由で，診断方法がアレイ CGH 法や NGS 法に移るにつれて，実施頻度が減少した．

②の方法は受精卵〜胚への直接的な侵襲がなく安全性は高いと考えられたが，精子の情報が得られないという基本的な限界から実施は限定的であった[15]．

ⓑ 胚盤胞生検

2010 年頃から胚生検の方法は胚盤胞生検という新たなフェーズに入った．③胚盤胞生検：受精後 5 〜 6 日後の 120 細胞程度となる胚盤胞（blastocyst）の段階で栄養外胚葉（trophectoderm：TE）の細胞を 6 〜 9 個程度採取する方法が，アレイ CGH 法や NGS 法などが診断方法として採用されるとともに普及してきた[16,17]．この方法であれば胎児に育つ内部細胞塊（inner cell mass：ICM）に直接的に侵襲がないことや複数の細胞を解析することで診断精度が向上することが期待されたためである．

わが国への導入と実績

ⓐ 日本産科婦人科学会の見解とその変遷

海外での着床前診断が普及する中でわが国では慎重な姿勢であった日本産科婦人科学会が 1998 年 10 月に『「着床前診断」に関する見解』を発表し，それまで不妊治療に限定していた体外受精の技術を着床前診断に用いること，そして重篤な遺伝性疾患に限り臨床研究として着床前診断を実施することを容認した[18]．具体的には重篤な遺伝性疾患を有する児を妊娠する可能性のあるカップル（PGT-M を対象）に対して，その症例ごとに着床前診断を実施する施設の施設内倫理委員会で審査・承認され，客観的に中立な立場の第三者による遺伝カウンセリングを実施したうえで，実施施設から日本産科婦人科学会の「着床前診断に関する審査小委員会」に申請し，そこで症例ごとに審査され，承認されれば実施可能となった．

ⓑ 「習慣流産に対する着床前診断に関する見解」（2006 年）

その後に 2006 年 2 月に「習慣流産に対する着床前診断に関する見解」を発表して，「染色体転座に起因する習慣流産（反復流産も含む）を着床前診断の審査の対象とする」として，カップルのいずれかが染色体転座の保因者で習慣流産（反復流産を含む）となっている場合には，着床前診断（PGT-SR）の対象に加えられた[19]．しかし，この時には 1998 年の見解はそのままにしていたため，着床前診断の「目的はあくまで重篤な遺伝性疾患を診断することであり，疾患遺伝子の診断を基本とする」という 1998 年の見解と矛盾することとなった（染色体構造異常は疾患遺伝子の診断ではないため）．また流産回数が 2 回に満たないが，何らかの形で両親のいずれかに染色体構造異常が判明した症例，第 1 子の染色体検査から両親の構造異常が判明した症例など，2006 年の見解では対象外であるが，医学的には対象として認められるべきと考えられる症例の申請がなされるようになった[20]．

ⓒ「着床前診断に関する見解の見直しについて」(2010年)

そこでこれらの矛盾点・課題を解決すべく2010年6月には見解を見直して「着床前診断ワーキンググループ答申．着床前診断に関する見解の見直しについて」が示された．それによると2006年の染色体転座の習慣流産を追加した見解はそのままとし，1998年の重篤な遺伝性疾患の見解を変更することが示された．そして結果的には「本法は，原則として重篤な遺伝性疾患児を出産する可能性のある，遺伝子変異ならびに染色体異常を保因する場合に限り適用される．但し，重篤な遺伝性疾患に加え，均衡型染色体構造異常に起因すると考えられる習慣流産（反復流産を含む）も対象とする」とした[20]．これによって流産をくり返していなくても，染色体構造異常の保因者ですでに重篤な染色体異常児を出生していたり，流産していたりした場合にも道が開けた．

ⓓ これまでの変遷を経て

このような変遷を経て着床前診断は実施されてきたものの，日本産科婦人科学会への申請の件数やその内容は長らく不明のままであったが1999年5月〜2016年3月までの審査の集計結果をまとめたものが日本産科婦人科学会雑誌に報告された[21]．それによると全申請件数549件で484件（88％）が承認されている．内訳は遺伝性疾患が138件の申請で125件の承認（91％），習慣流産は411件の申請で359件の承認（87％）となっている．認可された遺伝性疾患は**表1**に示すように，神経筋疾患が多い．具体的な疾患名は記載されているが，疾患ごとの症例数は明らかにされていない．これは希少疾患である場合には個人が特定される可能性があることを配慮したものである．ただ，報告された疾患の頻度を考えると，Duchenne型進行性筋ジストロフィーと筋強直性ジストロ

表1 認可された遺伝性疾患

疾患群	数	具体的疾患
A. 神経筋疾患	93	Duchenne型筋ジストロフィー 筋強直性ジストロフィー 副腎白質ジストロフィー Leigh脳症 福山型先天性筋ジストロフィー 脊髄性筋萎縮症 Pelizaeus-Merzbacher症候群 先天性ミオパチー（myotubular myopathy）
B. 骨結合織皮膚疾患	5	骨形成不全症II型 成熟型遅延骨異形成症 拘束性皮膚障害（restrictive dermopathy）
C. 代謝性疾患	6	オルニチントランスカルバミラーゼ欠損症 PDHC欠損症（高乳酸高ピルビン酸血症） 5,10-Methylenetetrahydrofolate reductase欠損症 Lesch-Nyhan症候群 ムコ多糖症II（Hunter症候群） グルタル酸尿症II型
D. 血液免疫	0	
E. 奇形症候群	1	
F. 染色体異常	13	重篤な遺伝性疾患児を出産する可能性のある染色体構造異常
G. その他	2	X連鎖性遺伝性水頭症

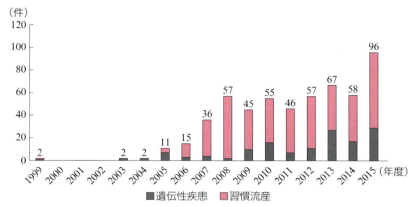

図 日本産科婦人科学会への着床前診断の申請件数

表2 実施例数あたりの成功率

	総実施例数 （2005～2015年度）	過去3年 （2013～2015年度）	妊娠成功率
遺伝性疾患	184		18%
		83	17%
習慣流産	729		23%
		231	24%

フィーが多いのではないかと推定される．申請件数は図に示すように年度ごとに差はあるものの漸増傾向を示し，特に習慣流産を適応とした症例（PGT-SR）の割合が遺伝性疾患を適応とした症例（PGT-M）よりも多く，全体の2/3～3/4程度がPGT-SRである．実施された全例数は913例で858胚が移植され，妊娠は201例となっている（23%/移植胚）．遺伝性疾患については184例で，1,024個の胚が検査され，506個が罹患胚で397個が非罹患胚であった．非罹患胚のうち289個が移植され，33例が妊娠している（11%）．習慣流産については729例で，2,947個の胚が検査され，1,550個が罹患胚で1,302個が非罹患胚であった．非罹患胚のうち569個が移植され，168例が妊娠している（30%）．胚移植あたりの成功率は習慣流産のほうが3倍程度も高くなっている．実施例数あたりの妊娠成功率（表2）でも遺伝性疾患よりも習慣流産のほうが高いが，胚移植あたりの成功率ほどの差はない．また，技術の進歩により近年のほうが成功率は高くなると期待されたが，あまり変わりはなかった（表2）．実際に出生した新生児は全体で101人おり，遺伝性疾患では17人が出生し全員が非罹患，習慣流産では84人が出生している．

わが国における様々な議論

a 「生命の選別」の議論

1990年頃に着床前診断が海外で実施されたことは国内にも大きな反響を引き起こした．出生前診断や生殖医療を担当してきた医療者は，着床前診断が侵襲的出生前診断の結果から生じる人工妊娠中絶よりも女性への身体的精神的負担が少なく，結果的に罹患児が人工妊娠中絶されることにな

る選別的中絶に比べて倫理的問題も少ないと考えたが，これについては妊孕性があっても体外受精を必要とすることから依然として女性の身体的負担はあり，胚生検の長期的な安全性が不明であることも問題とされた．

　しかし最大の問題は，倫理的には胚の段階で罹患胚を排除することは選択的中絶と同じ優生思想の表れであり，同じことだという主張がなされたことである．それどころか，倫理的には胚を操作するというといわば神の領域に踏み込む行為であるとか，胚の段階で罹患胚が選別・除外されてしまうと，出生する機会が完全に失われてしまう（妊娠すれば出生前診断があったとしても，生まれる可能性はゼロではない）という意味で，出生前診断よりも着床前診断のほうが倫理的な問題が大きいという主張もみられた．特に移植胚を選ぶということと「生命の選別」をどう捉えるかの認識の違いが，様々な議論を引き起こした．

　推進派は，強制を伴わず女性の自己決定や個人の選択により行われる限り，それは優生思想ではないという意見もあれば，確かに優生思想には違いないが，妊婦の自分の妊娠に対する判断であり許容されるという意見もあった．反対派は，重篤であれば生まれなくてよいという発想自体が優生思想であり，受け入れられないという意見であった．これについては詳しく分析された著作があるので参考になる[22]．

　例えば，「習慣流産への受精卵診断が生命の選別である」という意見に対して，習慣流産の着床前診断を支持する立場でも，①流産する胚を除外するだけであるから生命の選別ではない．②胚はまだヒトではないから生命の選別という概念があてはまらない．③体外受精自体が形態的によい胚を移植しているのであるから胚の選別は着床前診断に限らず一般的に実施されているから，胚の選別が生命の選別であったとしても容認される，など様々である[22]．

　反対する立場でも，①胚の選別という行為自体が生命の選別であり許容されない．②流産する胚といいながら除外される胚の中には21トリソミーなどの出生する可能性のある胚も含まれる可能性がある．③習慣流産への適応承認は，受精卵診断の歯止めなき拡大をまねく，など様々である[22]．

　倫理的な面からの意見の相違は，科学的に解決できるものではないため，コンセンサスを得ることがきわめて困難であり，議論が集約されない大きな要因は，上記の賛成・反対の意見を熟考するとわかるが，いずれの側も，「百歩譲って…だとしても，…である」というふうに，判断基準に幅が大きすぎるためだと考える．

❻実施に至る経緯

　こうした中で，1998年に日本産科婦人科学会はマススクリーニングではなく，個人の選択としてであれば，「重篤な遺伝性疾患」を避ける方法として許容されるとの判断で実施に踏み切ったが，同時に『「着床前診断」に関する見解』に示されたような厳格な審査を実施することになった[18]．これによって形式的には着床前診断が実施可能となったが，実際には日本産科婦人科学会の審査は厳格を極め，早期に申請された「Duchenne型進行性筋ジストロフィーの性別診断」や「転座保因者の流産」などは，「重篤な遺伝性疾患の遺伝子を調べる」という着床前診断の条件に合致しないとして承認されず，数年間にわたって着床前診断は実施されなかった．しかしこのような厳格な審査が着床前診断の実施に大きな支障となったともいえ，2004年には一部の不妊クリニックで学会の承認を得ずに着床前診断が実施されたことが明らかになった．同クリニックの主張は，転

座保因者のPGT-SRは，着床前診断をしなければ，流産してしまって，妊娠していないのであるから，疾患の有無による選別ではなく，優生思想ではないという意見であり，結果的には日本産科婦人科学会でもそれを追認する形で，2006年の見解に考え方(解説)という文書を追加し，転座保因者の着床前診断もそれまでの重篤な遺伝性疾患を適応とする場合と同じとして認めることとなった[20]．このあたりの経緯は詳細な著作がいくつかあるので参照されたい[22,23]．

ⓒ 有効性の証明は…？

こうして徐々に受け入れられてきた着床前診断であったが，遺伝性疾患のPGT-Mの場合は罹患児が生まれないことでその有効性は比較的容易に証明された．ところが当初は理解が得られやすいと思われた習慣流産のPGT-SRであるが，有効性の証明は明確にならなかった．すなわち生児獲得までの流産率は着床前診断を実施した群で低いが，最終的な生児獲得率はPGT-SRをしてもしなくても変わらないという報告がなされた[24,25]．最終的に挙児に至る可能性はPGT-SRをしてもしなくても同じということであれば，特に自然妊娠するカップルの場合には，PGT-SRをしなくても何回かの流産さえ乗り切れば同じことだということになり，流産率の低下だけがPGT-SRの利点となると医療者・患者ともにその身体的経済的負担との兼ね合いから，躊躇することも多い．また，PGT-Aについては，evidence based medicineの点からはさらに厳しい状況となり，海外の報告では，生児獲得率はPGT-Aをしてもしなくても同じか，むしろ特定の実施群ではしないほうが成績がよいということになり，一時期はPGT-Aは意味がないということにもなりかけた[26]．しかし，これはFISH法による卵割期胚からの割球採取によるものであり，その後に導入された胚盤胞でのアレイCGH法やNGS法での成績ではPGT-Aの有効性が示される可能性があり，日本産科婦人科学会の特別臨床研究の成果も含めて期待されている状況である．

現在の「着床前診断」に関する見解

2018年6月に日本産科婦人科学会は『「着床前診断」に関する見解』を大幅に改定した[27]．従来からの大きな変更点としては，以下があげられる．

ⓐ 研究から医療へ

2015年6月の見解では，「着床前診断(以下本法)は極めて高度な技術を要する医療行為であり，臨床研究として行われる」となっている．これが2018年の見解(改定)では「着床前診断(以下本法)は極めて高度な技術を要し，高い倫理観のもとに行われる医療行為である」となっている．従来は着床前診断を「臨床研究」として実施してきたが，今後は臨床研究を終了し，「医療行為」として実施するということである．

ⓑ 施設基準から出生前診断の実績を除外

2015年6月の見解では，「本法を実施する医療機関は，すでに体外受精・胚移植による分娩例を有し，かつ出生前診断に関して十分な実績を有することを必要とする」となっていた．2018年の見解では「本法を実施する医療機関は，生殖補助医療に関して十分な実績を有することを必要とする」となっており，出生前診断の実績は問われない．

c 登録制の維持

2015年6月の見解では，「本法はなお臨床研究の範囲にあり（中略）実施状況とその結果について毎年定期的に本会へ報告する」となっていた．2018年の見解では，「実施施設は個々の症例を本会に登録しなければならない．実施後はその結果（検査精度，妊娠転帰，児の予後などを含む）を症例毎に報告する」となっている．これまでの「臨床研究であるから報告する」から「臨床研究ではなくなるが症例登録制」になり，同じ手順が維持される．

d 倫理審査手順の変更

2015年6月の見解では，「実施にあたっては，本会への倫理審査申請と認可が必要である．実施しようとする施設は施設認可申請し，認可を得た後，申請された事例ごとに着床前診断症例認可申請を行い，本学会の倫理委員会の下に設けられた審査小委員会で審査される」となっているが，2018年の見解では，「本法の実施にあたっては，本会への審査申請，承認を受けた後に，実施施設の倫理委員会での承認を受けなければならない」となっている．これからは，まず日本産科婦人科学会が施設認定した後に，各症例について日本産科婦人科学会での倫理審査があり，その後で各施設での倫理審査という順番になる．なお，ここでいう施設内倫理委員会は，「人を対象とする医学系研究に関する倫理指針」（2014年12月22日文部科学省・厚生労働省）に定める「倫理委員会」が満たすべき条件に合致することを要する（注：「指針」では倫理審査委員会となっている）．これは倫理委員会の構成要件などが定められており，小規模施設ではこれを満たすことは相当困難であり，倫理審査の外部委託なども認められているので，そういう方法も検討する必要がある．

おわりに

2015年2月に日本産科婦人科学会の倫理委員会において，アレイCGH法を用いたPGT-Aを「特別臨床研究」として実施することを承認した．同年12月には，「臨床研究に向けた予備試験」として，不妊症患者100人を対象にPGT-Aを開始した．本項記載時点（2019年1月）でこの予備試験はほぼ終了しており，データの取りまとめに入っている．次のステップとしてNGSを用いた希望を拡大した臨床研究が開始されることになっている．わが国でもようやくPGT-Aが認められる結果がでるのかどうか，研究の結果に期待されている．

文献

1) Zegers-Hochschild F, et al.：The international glossary on infertility and fertility care, 2017. *Hum Reprod* **32**：1786-1801, 2017
2) Simpson JL, et al.：Overview of preimplantation genetic diagnosis (PGD)：Historical perspective and future direction. *Methods Mol Biol* **1885**：23-43, 2019
3) 桑原　章：不妊・不育診療戦略におけるPGT-A．臨床婦人科産科 **71**：872-878, 2017
4) Handyside AH, et al.：Pregnancies from biopsied human preimplantation embryos sexed by Y-specific DNA amplification. *Nature* **344**：768-770, 1990
5) Handyside AH, et al.：Birth of a normal girl after in vitro fertilization and preimplantation diagnostic testing for cystic fibrosis. *N Engl J Med* **327**：905-909, 1992
6) Griffin DK, et al.：Fluorescent in-situ hybridization to interphase nuclei of human preimplantation embryos with X and Y chromosome specific probes. *Hum Reprod* **6**：101-105, 1991
7) Grifo JA, et al.：Preembryo biopsy and analysis of blastomeres by in situ hybridization. *Am J Obstet Gynecol* **163**：2013-2019, 1990
8) Munné S, et al.：Diagnosis of major chromosome aneuploidies in human preimplantation embryos. *Hum Reprod* **8**：2185-

2191, 1993
9) Munne S, et al.：Preimplantation genetic analysis of translocations：case-specific probes for interphase cell analysis. *Hum Genet* **102**：663-674, 1998
10) Munne S, et al.：Outcome of preimplantation genetic diagnosis of translocations. *Fertil Steril* **73**：1209-1218, 2000
11) Coonen E, et al.：Presence of chromosomal mosaicism in abnormal preimplantation embryos detected by fluorescence in situ hybridisation. *Hum Genet* **94**：609-615, 1994
12) Preimplantation Genetics Diagnosis International Society
http://www.pgdis.org/
13) De Geyter C, et al.：ART in Europe, 2014：results generated from European registries by ESHRE：The European IVF-monitoring Consortium (EIM) for the European Society of Human Reproduction and Embryology (ESHRE). *Hum Reprod* **33**：1586-1601, 2018
14) De Rycke M, et al.：ESHRE PGD Consortium data collection XIV-XV：cycles from January 2011 to December 2012 with pregnancy follow-up to October 2013. *Hum Reprod* **32**：1974-1994, 2017
15) Verlinsky Y, et al eds.：Practical Preimplantation Genetic Diagnosis. Springer-Verlag London, 2005
16) McArthur SJ, et al.：Pregnancies and live births after trophectoderm biopsy and preimplantation genetic testing of human blastocysts. *Fertil Steril* **84**：1628-1636, 2005
17) Schoolcraft WB, et al.：Clinical application of comprehensive chromosomal screening at the blastocyst stage. *Fertil Steril* **94**：1700-1706, 2010
18) 日本産科婦人科学会：「ヒトの体外受精・胚移植の臨床応用の範囲」ならびに「着床前診断」に関する見解と考え方．日本産科婦人科学会雑誌 **50**：21-27, 1998
19) 日本産科婦人科学会：「着床前診断に関する見解」について．日本産科婦人科学会雑誌 **58**：887-889, 2006
20) 日本産科婦人科学会：着床前診断に関する見解の見直しについて　着床前診断ワーキンググループ答申．日本産科婦人科学会雑誌 **62**：922-928, 2010
21) 日本産科婦人科学会：倫理委員会　着床前診断に関する審査小委員会報告(1999～2015年度分の着床前診断の認可状況および実施成績)．日本産科婦人科学会雑誌 **69**：1916-1920, 2017
22) 児玉正幸：PGDの臨床適応．*In*．日本の着床前診断―その問題点の整理と医学哲学的所見―．永井書店，73-98, 2006
23) 利光恵子：1990年代以降の日本における着床前診断をめぐる論争の推移 ―着床前スクリーニング(PGS)を中心に．生命倫理と現代史研究
http://www.ritsumei-arsvi.org/uploads/center_reports/25/center_reports_25_04.pdf
24) Franssen MT, et al.：Reproductive outcome after PGD in couples with recurrent miscarriage carrying a structural chromosome abnormality：a systematic review. *Hum Reprod Update* **17**：467-475, 2011
25) Ikuma S, et al.：Preimplantation genetic diagnosis and natural conception：A comparison of live birth rates in patients with recurrent pregnancy loss associated with translocation. *PLoS One* **10**：e0129958, 2015
26) Mastenbroek S, et al.：Preimplantation genetic screening：a systematic review and meta-analysis of RCTs. *Hum Reprod Update* **17**：454-466, 2011. Erratum in: *Hum Reprod Update* **19**：206, 2013
27) 日本産科婦人科学会：「着床前診断」に関する見解．日本産科婦人科学会雑誌 **70**：1584-1593, 2018
http://www.jsog.or.jp/modules/statement/index.php content_id=31

Part.1 2. メンデル遺伝病（単一遺伝子疾患）の着床前診断

中岡義晴

- □ 単一遺伝子疾患に対する着床前診断（PGT-M）は，出生前診断による重篤な遺伝性疾患罹患児の中絶を回避することが目的として始まった．
- □ 単一遺伝子疾患は疾患特有の特徴があり，同一疾患でも症状が大きく異なるために日本産科婦人科学会は症例ごとに審査を行っている．
- □ 約20疾患の単一遺伝子疾患が承認されている．
- □ 実施には生殖医学と遺伝医学の高度な知識と技術が必要である．
- □ 今後は，PGT-Mの技術の改善による臨床成績向上と，社会変化に即した適応の決定や保因胚の扱いなどの倫理的問題の議論が必要である．

はじめに

　着床前診断（preimplantation genetic testing：PGT）は妊娠前の胚の遺伝子変異や染色体異常を診断する技術である．当初は出生する可能性のある遺伝性疾患に対する妊娠中絶を回避し，身体的・精神的負担軽減を目的としたものであった．

　わが国のPGTは，1998年に日本産科婦人科学会（日産婦）が重篤な遺伝性疾患をPGTの適応とする見解を出した時からはじまる．最初の承認が与えられたのは2004年のDuchenne型筋ジストロフィー症例であり，その6年間に様々な議論が行われた．単一遺伝子疾患に対する着床前診断（preimplantation genetic testing for monogenic：PGT-M）は，遺伝子解析の困難さに加えて倫理的な問題点が多く存在するため，遺伝性疾患に詳しい専門家と緊密な連携をしながら十分な遺伝カウンセリングのもとで行う必要がある．

　2018年8月現在，PGTの承認数は624例であり，その中でPGT-Mが177例となっている．以前，PGT-Mは自施設内で遺伝子解析可能な大学病院などの研究機関でしか行うことができなかったが，遺伝子解析の外部委託により生殖医療専門施設でもPGT-Mが可能となってきた．

　遺伝性疾患児が生まれる可能性のある夫婦は，家族の罹患者にかかわっているため疾患に対する理解が深く，妊娠にあたってPGT-Mや出生前診断の希望が強い．しかし，現在の少ないPGT-M実施施設や日産婦の承認が必要なこと，費用面などから，PGT-Mを受けることができずに妊娠を諦める夫婦もあるとされている．

　本項では，単一遺伝子疾患（メンデル遺伝病），ミトコンドリア病，多因子疾患，染色体異常症，エピジェネティック疾患の遺伝性疾患のうち，単一遺伝子疾患（メンデル遺伝病）を対象とした着床前診断について解説する．

　また，PGTは以前のPGD（preimplantation genetic diagnosis）から名称が変更され，対象疾患別に単一遺伝子疾患に対する着床前診断をPGT-M，染色体構造異常に対する着床前診断をPGT-SR（PGT

表1 日本産科婦人科学会により認可された遺伝性疾患

グループ	疾患名
神経筋疾患	Duchenne型筋ジストロフィー 筋強直性ジストロフィー 副腎白質ジストロフィー Leigh脳症 福山型先天性筋ジストロフィー 脊髄性筋萎縮症 Pelizaeus-Merzbacher病 先天性ミオパチー（Myotubular myopathy） ペルオキシソーム病*
骨結合織皮膚疾患	骨形成不全症II型 成熟遅延骨異形成症 先天性表皮水疱症 拘束性皮膚障害
代謝性疾患	オルニチントランスカルバミラーゼ欠損症 ピルビン酸脱水素酵素複合体欠損症 5, 10-Methylenetetrahydrofolate reductase欠損症 Lesch-Nyhan症候群 ムコ多糖症II型（Hunter症候群） グルタル酸尿症II型
染色体異常	重篤な遺伝性疾患児を出産する可能性のある染色体構造異常
その他	X連鎖性遺伝性水頭症

*当院で承認のため追加

for structural rearrangement），また以前，着床前スクリーニング（preimplantation genetic screening：PGS）とよばれていた染色体異数性に対する着床前診断をPGT-A（PGT for aneuploidy）と変更されている[1]．

適応

ⓐ日産婦の適応

　日産婦が定めるPGTの適応[2]は，①重篤な遺伝性疾患児を出産する可能性のある，遺伝子ならびに染色体異常を保因する場合，②均衡型染色体構造異常に起因すると考えられる習慣流産である．PGTの実施には，症例および実施施設が日産婦の承認を受ける必要がある．

　日産婦は，重篤な遺伝性疾患の定義を会告の中で明文化していないが，「成人に達する以前に日常生活を著しく損なう症状が出現するか，生存が危ぶまれる状態になる疾患」と考えている．その重篤性は，時代，社会状況，医学の進歩，医療水準，判断する個人の立場によって変化し得るとしている．

　現在，わが国で適応となった遺伝性疾患には**表1**[3]に示すものがあり，その多くがDuchenne型筋ジストロフィーと筋強直性ジストロフィーである．

　遺伝性疾患は，種類が多く，遺伝子型や表現型も複雑であり，倫理面でも十分な配慮を必要とする．そのために，PGT-Mの適応は疾患で決められるのではなく，症例ごとに重篤性を審査して決められている．

表2 着床前診断（PGT-M）と出生前診断の適応の違い

着床前診断（PGT-M）	出生前診断（侵襲的）
1. 重篤な遺伝性疾患児を出産する可能性のある，遺伝子ならびに染色体異常を保因する場合 （出生前診断の2，4，5，6に対応） 2. 均衡型染色体構造異常に起因すると考えられる習慣流産（反復流産を含む） （出生前診断の1に対応）	1. 夫婦のいずれかが染色体異常の保因者である場合 2. 染色体異常症に罹患した児を妊娠，分娩した既往を有する場合 3. 高齢妊娠の場合 4. 妊婦が新生児期もしくは小児期に発症する重篤なX連鎖遺伝疾患のヘテロ接合体の場合 5. 夫婦の両者が，新生児期もしくは小児期に発症する重篤な常染色体劣性遺伝疾患のヘテロ接合体の場合 6. 夫婦の一方もしくは両者が，新生児期もしくは小児期に発症する重篤な常染色体優性遺伝疾患のヘテロ接合体の場合 7. その他，胎児が重篤な疾患に罹患する可能性のある場合
＊日産婦において申請事例ごとに審査，承認後に実施	＊適切な遺伝カウンセリングを行い，インフォームド・コンセントを得て実施

ⓑ 着床前診断（PGT-M）と出生前診断の適応の違い

　PGT-Mと出生前診断の単一遺伝子疾患の適応は，**表2**に示すごとくほぼ同じであると考えられるが，大きな相違点は，出生前診断実施施設は独自の判断での適応を決めることができることである．そのために，出生前診断での適応は実施施設により異なることがある．筋強直性ジストロフィーは次世代に症状が強くなる表現促進現象が認められる疾患である．軽度の筋力低下が認められている妻に対して，重篤な児の出産歴がないことや，妊娠後羊水検査で罹患児と診断され妊娠中期中絶した児の重篤性が証明できないとしてPGT-Mの適応とならないと判断された大学病院があったが，日産婦はPGT-Mを承認している．また，副腎白質ジストロフィーでは，同じ遺伝子変異でも児の症状が異なるため，軽症の児が生まれてくる可能性から出生前診断の適応としていない大学病院がある一方，重症の児が生まれる可能性がある場合にはPGT-Mが承認されている．その出生前診断の適応としていない施設から当院にPGT-Mを目的として紹介されることがある．
　施設により若干の考えの違いがあるものの，PGT-Mと出生前診断の適応はほぼ同じと考えている．

単一遺伝子疾患と遺伝形式（図1A～C）

　単一遺伝子疾患の遺伝形式は，遺伝子が常染色体，性染色体のどちらに存在するか，また，優性遺伝形式か劣性遺伝形式かで決まる．ミトコンドリア病は卵子細胞質にあるミトコンドリアが関与しているために，母系遺伝となる．
　PGT-Mのおもな対象疾患の遺伝形式は，常染色体優性遺伝，常染色体劣性遺伝，X連鎖劣性遺伝である．
　常染色体優性遺伝疾患は，夫婦のどちらかが罹患者であり，1/2の確率で罹患児が生まれる．代表的な疾患として，筋強直性ジストロフィーがある．
　常染色体劣性遺伝疾患は，夫婦ともに症状のない保因者から1/4の確率で罹患児が生まれる．メ

Part.1 着床前診断とは

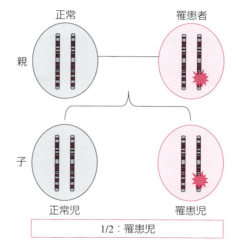

図 1A 常染色体優性遺伝形式

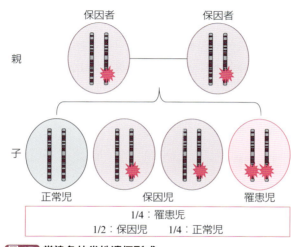

図 1B 常染色体劣性遺伝形式

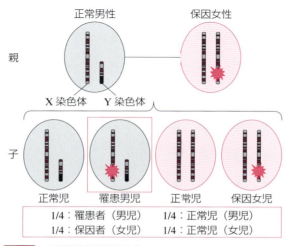

図 1C X連鎖劣性遺伝形式

15

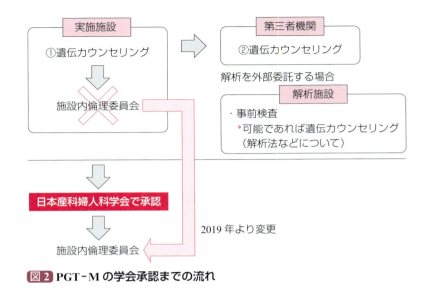

図2 PGT-Mの学会承認までの流れ

チレンテトラヒドロ葉酸還元酵素欠損症やペルオキシソーム病などがある．

X連鎖劣性遺伝疾患は，女性の保因者から出生した男児の1/2に罹患児が認められる．女児は正常か保因児であり，罹患児はない．代表疾患としてDuchenne型筋ジストロフィー，副腎白質ジストロフィーがある．

PGT-Mの承認までの手続き

PGT-Mの承認を受けるためには，図2に示すごとく，実施施設での遺伝カウンセリングの後に，中立的な立場で患者に情報提供する第三者機関の遺伝カウンセリングが必要となる．

単一遺伝子疾患は症例ごとに遺伝子の種類と変異部位が異なるために，遺伝子解析が可能であることを確かめる事前検査が必要となる．事前検査結果はPGT-M申請に必要となる．

2018年までは実施施設倫理委員会の承認後に，日産婦に書類提出となっていた．提出後承認までの期間は3～6か月である．患者は初診時から6か月～1年くらいで承認が得られることになるが，疾患の種類や，実施施設の倫理委員会の承認が得られるまでの期間の違いなどから，承認までに2年くらいを要することもある．

2019年から申請方法の変更が予定されている．PGT-Mを実施希望する施設はまず日産婦の施設承認を受ける必要がある．施設承認は5年間保証される．施設内倫理委員会で倫理審査を行う前に，症例を日産婦に申請し，承認が得られた後に施設内倫理委員会で倫理審査を行う．はじめに日産婦による症例審査が行われることで，PGT-M実施までがスムーズに進むように変更された．

PGT-Mの実際（図3）

ⓐ体外受精

体外受精は，卵巣刺激，採卵，授精，胚培養のステップが必要となる．卵胞刺激ホルモン

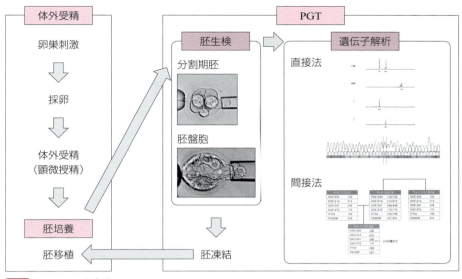

図3 PGT-Mの実際

（follicle stimulating hormone：FSH）やヒト下垂体性性腺刺激ホルモン（human menopausal gonadotrophin：HMG）注射による調節卵巣刺激を行い，良質の卵子を多数採取することが重要となる．授精方法は，生検細胞に精子が混入するのを防ぐために顕微授精を用いる．正常受精を確認後に，3日目胚（分割期胚）または5〜6日目胚（胚盤胞）まで発育させ，良好胚から胚生検を実施する．胚生検は胚盤胞生検を基本としている．採卵された卵子が生検可能な良好胚に発育する割合は，10個の卵子がとれた場合，大まかに良好3日目胚なら6個，良好胚盤胞なら3個くらいである．

体外受精を受けることの問題点として，卵巣刺激によって生じる卵巣過剰刺激症候群（ovarian hyperstimulation syndrome：OHSS），採卵時の出血や感染などのリスクと連日注射などによる身体的負担や経済的負担がある．

b 胚生検

長期間の体外培養技術や高い生存率の胚盤胞凍結法の開発などの体外受精技術が進歩していることに加え，均一性の高い全ゲノム増幅には複数細胞採取が必要なことから，胚生検は3日目胚生検から胚盤胞生検に変わってきている．

胚盤胞生検は胎盤に発育する栄養芽細胞を5〜10細胞（胚全体の約5〜10％程度）採取するもので，8細胞程度から1細胞（12.5％）採取する3日目胚生検より胚への悪影響が少ない[4]．また，胚盤胞は3日目胚より選別されている胚のために高い妊娠率と解析胚数が少なくなることの費用低下のメリットもある．

誤診断の原因となる遺伝子増幅によるアレルドロップアウト（allelic dropout：ADO）や遺伝子増幅不良は生検細胞数が多くなれば発生頻度が低くなる．また，胚の生物学的特徴としてのモザイクが，3日目胚では約30％，胚盤胞では約20％の頻度で存在するとされ[5]，3日目胚から1細胞を採取する場合には決定的な誤診の原因となる．

胚盤胞生検には多くのメリットがある一方で，胚盤胞にまで発育させることが困難な症例は3日

目胚での生検を考慮する必要がある．

　生検後の胚は遺伝子解析の期間が必要なために，凍結保存となる．

ⓒ遺伝子解析

　PGT-M を実施するためには，少なくとも遺伝子変異が同定されている必要がある．当初より日産婦は X 連鎖劣性遺伝疾患の Duchenne 型筋ジストロフィーにおいても，性別判定ではなく直接法による遺伝子変異の診断を要求している．実際の PGT-M の遺伝子解析には，遺伝子変異を直接診断する直接法と変異遺伝子近傍のハプロタイプ解析である間接法を併用している．十分な DNA 量が得られる羊水検査などの出生前診断と異なり，PGT-M では数細胞の生検細胞を全ゲノム増幅するため，ADO や遺伝子増幅不良，ほかの細胞の混入により診断精度が若干低下する．PGT-M の診断精度を上げるために間接法は必須と考えられる．

　間接法には数塩基のくり返し配列数を解析する short tandem repeat(STR)を用いたハプロタイプ解析が一般的であるが，海外では一塩基多型(single nucleotide variant：SNV)を用いた全ゲノムのハプロタイプ解析であるカリオマッピング(Karyomapping)と称される方法[6]が多く用いられている．この方法の特徴はすべての症例に同じプラットフォームを用いて，症例ごとに有効な STR をみつける必要がないため簡便であることと，異数性の診断が可能になることである．海外での PGT-M は主として間接法の Karyomapping のみで行われている．今後わが国においても良好な STR が得られない場合や，子宮収縮不全による出血の危険性が増加する筋強直性ジストロフィー女性の流産予防という医学的な見地から Karyomapping が必要となる症例も考えられる．

　間接法のハプロタイプ解析には，少なくとも夫婦と罹患者(または両親)の DNA(一般的に血液)が必要であるが，児の生存がない場合には保存されている臍帯の DNA を用いることも可能であり，また de novo の症例などに対しては直接法により異常と診断された胚を用いたハプロタイプ解析を行うことも可能である．

ⓓ外部委託による遺伝子解析

　PGT-M の遺伝子解析を外部委託することが可能となってきた．外部委託するにあたって，実施施設は解析の専門家と連携し，その解析結果について全責任を取ることが前提となる．藤田医科大学は遺伝子解析の受託を行っており，当院を含め多くの PGT 実施施設が解析を依頼している．また，藤田医科大学が中心となって日本着床前診断コンソーシアム(Japan PGD Consortium：JAPCO)をつくり，PGT の発展に努めている．大学病院以外の生殖補助医療専門施設にとって，外部委託施設の精度の高い解析結果と専門的なアドバイスが得られる利点は大きい．

ⓔ妊娠後の管理

　単一遺伝子疾患の PGT-M の解析精度は向上し，直接法と間接法を組み合わせることで，誤診の可能性は非常に低くなっている．しかし，妊娠後は羊水検査による PGT-M 診断結果の確認が勧められる．

PGT-M と成績

ⓐ PGT-M の臨床成績

　単一遺伝子疾患を対象とした PGT-M は数施設で実施されているにすぎず，なかでも一大学病院が大部分の症例を実施している．臨床研究として実施している PGT-M の臨床成績を日産婦は報告[3]しているが，収集されたデータが十分でないために臨床成績を正確に評価することができない．Sato らが 2004～2012 年の実施症例において独自に集計したデータの報告[7]によると，PGT-M の実施 99 周期のうち 59 周期が Duchenne 型筋ジストロフィー，31 周期が筋強直性ジストロフィーで，両者で全体の 91% を占めていた．生検胚 554 個のうち診断可能胚が 383(69.1%)，そのうち移植可能胚（非罹患胚）が 240 個(62.7%) であった．妊娠率（胎児心拍確認を妊娠）は周期あたり 14.1%，移植あたり 12.0% で，移植胚 1 個あたりの着床率は 9.0% であり，流産率は 21.4%，生産率は周期あたり 10.1%，移植あたり 8.5% であった．このデータはほかの報告と比較して低いとしている．欧州生殖医学会 (European Society of Human Reproduction and Embryology：ESHRE) が報告[8]している 1999～2012 年の間の 9,267 周期の治療成績では，周期あたりの妊娠率が 23.8%，移植あたりの妊娠率が 30.5% であった．

ⓑ IVF なんばクリニックの実績

　当院で実施した PGT-M は副腎白質ジストロフィー 2 例，Duchenne 型筋ジストロフィー 1 例，筋強直性ジストロフィー 2 例，ペルオキシソーム病 1 例の 6 症例にすぎないが，その臨床成績は，平均年齢 38.1 歳，実施周期数 12 周期，採卵数 81 個，生検胚数 33 個であり，そのうち分析可能胚 29 個(87.9%)，分析不能胚 4 個(12.1%) であった．解析結果は非罹患胚 19 個，罹患胚 10 個であった．単一胚盤胞移植を 5 回行い，妊娠 3 (60%/胚移植あたり)，流産 1 (33.3%) であった．
　Duchenne 型筋ジストロフィーや副腎白質ジストロフィー症例では，妻は保因者であり卵巣機能などの生殖能に疾患の影響はなく，臨床成績はよい．一方，妻が筋強直性ジストロフィーの罹患者の場合には，卵巣予備能，採卵数，胚質が低下するために，妊娠率が低くなると報告[9]されている．
　今後は，遺伝子解析の外部委託により生殖医療専門施設が PGT-M を実施することにより，臨床成績向上が期待される．

遺伝形式別の PGT-M

ⓐ 常染色体優性遺伝疾患

　代表疾患として，筋強直性ジストロフィーがある．この疾患の原因は，*DMPK* 遺伝子の非翻訳領域内に増加した CTG リピートから生じる異常 RNA が引き起こすスプライシング異常である．特徴的な症状は筋強直と進行性の筋萎縮・筋力低下であるが，全身の多臓器に種々の障害を認める．女性の場合には卵巣予備能が低下し，卵巣の反応性や採卵数が減少することに加え，胚質低下により妊娠率，生産率の低下をきたし，PGT-M 成績を悪化[10]させる．また，良性悪性腫瘍の合併率も増え，子宮内膜症もしばしば認められる．子宮筋障害による子宮収縮不全や癒着胎盤，前置胎盤による出血量増加があり，周産期リスクは高くなる[9]．
　この疾患は次世代に症状が重症化する表現促進現象が特徴で，母親が罹患の場合に顕著となる．

そのCTGリピートの延長には症例により差があり，CTGリピート数100程度の母親が妊娠した3児ともリピート数2,000回以上の先天型が認められた症例もある．

罹患者が女性の場合，PGT-Mの実施前に妊娠・分娩の安全性の確認および十分な周産期管理ができる施設と連携が必要である．

❺ 常染色体劣性遺伝疾患

2つの変異アレル（対立遺伝子）を有する場合に生じる．同じ変異をもつ場合には近親婚などが関与するが，同一遺伝子でも変異が異なるコンパウンドヘテロのことが多い．

罹患児の発症頻度が1/4にもかかわらず，2回連続で罹患児を出生した夫婦もあり，予想される頻度どおりの出生とはならないことがある．常染色体劣性遺伝疾患のPGT-Mにおいて，夫婦ともが保因者であるが，生殖能に疾患の影響はなく，PGT-M成績に問題となることはない．

❻ X連鎖劣性遺伝疾患

Duchenne型筋ジストロフィーや副腎白質ジストロフィーなどの疾患がある．保因者の母親から男児が生まれる場合に1/2の割合で罹患児となる．

十分な胎児由来細胞が得られる出生前診断では，まず性別診断を行い女児であればその後の遺伝子解析をせず，男児にのみ遺伝子解析を行うことが一般的である．PGT-Mはすべての胚に遺伝子解析を行うため保因胚が診断されるが，日産婦は保因胚を非罹患胚として扱い，その胚の処遇を夫婦が選択することがないように要求している．ただ，PGT-Mを希望する夫婦の多くは，自分のもつ遺伝子変異が原因で同じ苦しみをもつ保因児を産むことを回避したいと考えている．今後は，十分な遺伝カウンセリングのもとで，夫婦が保因胚の取り扱いを決めることができるようにする議論も必要である．

PGT-Mの今後

遺伝性疾患の中には，成人に達するまでの生命予後は必ずしも悪くないが，日常生活が著しく損なわれている疾患がある．現在そのような疾患は重篤と考えられずPGT-Mの適応にはならないが，児の一生涯の生活から生命予後だけで重篤性を判断することはできないと考えられる．

遺伝性悪性腫瘍である常染色体優性遺伝の網膜芽細胞腫は，乳幼児期に両側性に発症し，治療にもかかわらず約50%の眼球摘出，7%の死亡率，また2次がん発症率も高い疾患である．海外で実施されているPGT-Mは，わが国では適応と考えられていない．われわれの施設でも，片眼摘出を含めた網膜芽細胞腫の治療を行った妻が体外受精により出産した第2子に，生後3週間で網膜芽細胞腫が診断された症例がある．幸いその児は抗腫瘍薬治療が奏効し眼球摘出を防ぐことができたが，矯正視力で0.1以下と社会生活に支障をきたしている．眼腫瘍専門医の意見書や患者会のアンケートではPGT-Mに肯定的であるにもかかわらず，日産婦は重篤性にあたらないとしてPGT-M非承認とした．そのため，その夫婦は今後海外でのPGT-M実施を考えている．国内で承認が得られない夫婦が海外でPGT-Mを受けている現状もふまえ，疾患の重篤性の解釈を議論し，適応を広げる時期にきていると考えられる．そのためにも，日産婦の着床前診断に関する審査小委員会での審議内容は公開の必要性があると考えられる．

おわりに

　着床前診断は出生前診断と同様に，生命倫理上大きな問題を含んでいる．様々な障害を人の多様性として受け入れ，児のみならずその家族に対する偏見や差別のない社会であることが理想である一方で，現実の子育てに厳しさを増している社会環境の中で，様々な制約を受けながら障害のある児を療育する夫婦やその家族が次回の妊娠に障害のない児の出産を望むことは自然なことであり，様々な選択肢のある治療方法の中から自己決定できることが必要と考えられる．

　PGT-Mがはじまった20年前とほぼ変わりないPGT-Mの適応基準と限定された実施施設という現状を変える必要がある．出生前診断やPGT-Mが優生思想につながるという過去からの考えや疾患への理解が不十分な一般の人々の倫理観の中で，児を望み悩んでいる少数派の患者夫婦の実情を，世間に広く伝え，認知されることが必要であると考える．同時に，適応基準となる疾患の重篤性に関して，小児科医や産婦人科医の専門家集団は一般の国民や障害者団体を交えて議論することが必要であると考えられる．

文　献

1) Zegers-Hochschild F, et al. ：The international glossary on infertility and fertility care, 2017. *Fertil Steril* **108**：393-406, 2017
2) 日本産科婦人科学会：「着床前診断」に関する見解
http://www.jsog.or.jp/ethic/chakushouzen_20180623.html（2018年8月現在）
3) 榊原秀也・他：倫理委員会　着床前診断に関する審査小委員会報告．日本産科婦人科学会雑誌 **69**：1916-1920, 2017
4) Scott RT Jr, et al. ：Cleavage-stage biopsy significantly impairs human embryonic implantation potential while blastocyst biopsy does not：a randomized and paired clinical trial. *Fertil Steril* **100**：624-630, 2013
5) Munné S, et al. ：Response：how PGS/PGT-a laboratories succeeded in losing all credibility. *Reprod Biomed Online* **37**：247-249, 2018
6) Handyside AH, et al. ：Karyomapping：a universal method for genome wide analysis of genetic disease based on mapping crossovers between parental haplotypes. *J Med Genet* **47**：651-658, 2010
7) Sato K, et al. ：Current status of preimplantation genetic diagnosis in Japan. *Bioinformation* **11**：254-260, 2015
8) De Rycke M, et al. ：ESHRE PGD consortium data collection XIV-XV：cycles from January 2011 to December 2012 with pregnancy follow-up to October 2013. *Hum Reprod* **32**：1974-1994, 2017
9) Johnson NE, et al. ：The impact of pregnancy on myotonic dystrophy：A registry-based study. *J Neuromuscul Dis* **2**：447-452, 2015
10) Srebnik N, et al. ：Ovarian reserve and PGD treatment outcome in women with myotonic dystrophy. *Reprod Biomed Online* **29**：94-101, 2014

Part.1
3. 染色体構造異常と不育症－不均衡型構造異常の発生リスクの観点から－

遠藤俊明, 馬場　剛, 尾崎　守

□染色体の均衡型構造異常保因者の不育症例には，切断点によって大きくリスクが異なることを考慮して遺伝カウンセリングをする．
□次回の流産リスクの推定ができるのは，極めて限定的な症例だけである．
□均衡型相互転座保因者の場合，不均衡転座をもった生児が生まれるリスクは，Stengel-Rutkowski 法により推定するのが一法である．
□Robertson 型転座が起こる染色体は決まっているため，これまでのリスク報告を利用して遺伝カウンセリングをする．
□腕間逆位保因者の場合は，推定乗換え回数や構成的ヘテロクロマチンの有無を参考に遺伝カウンセリングをするのが一法である．

はじめに

　不育症カップルに染色体の均衡型構造異常を伴う割合は3.6～7.8％でその内訳は，相互転座76％，Robertson 型転座14％，逆位（9番染色体腕間逆位を除く）9％[1]と産婦人科診療ガイドライン婦人科外来編2017（以下，婦人科外来ガイドライン2017）に記載されている．均衡型構造異常の保因者の場合，保因者自身の表現型は正常とされるが，第一減数分裂に際して不均衡型構造異常を有する配偶子を形成する可能性があり，それが受精し妊娠した場合，流産あるいは，重篤な合併症をもった児になり得る．ただそのリスクは，個々の症例によって大きく異なる．一般の成書には，そのリスクが不均衡のタイプによって大きく異なることにはあまり触れられていない．しかし，均衡型構造異常をもつ不育症カップルに遺伝カウンセリングをする場合には，個々のカップルのリスクを把握しておく必要がある．そのうえで，そのカップルの挙児希望を実現する手立てとして，自然妊娠による待機療法か着床前診断による妊娠を目指すかを選択する際の情報提供をするのが望ましい．本項では均衡型相互転座，Robertson 型転座，腕間逆位別にリスクの求め方を中心に私見を交えて紹介する．

均衡型構造異常保因者の不均衡型構造異常に関連する配偶子，胚，生児獲得率に関するこれまでの報告

　「婦人科外来ガイドライン2017」の，CQ326「不育症に関する染色体異常の取り扱いは？」には，これまでの報告が詳細に紹介されている[2]．均衡型相互転座は理論上おおむね50％の確率で不均衡型構造異常を有する配偶子を形成すると書かれている．実際は相互転座で50～70％，Robertson 型転座で42～70％の率で胚に不均衡型構造異常が発生し[3-5]，その場合に流産につながると紹介されている．

染色体構造異常を有する不育症カップルが次回の妊娠で生児を得る率（次回妊娠生児獲得率）は，染色体正常不育症患者の71.7％に対して「均衡型相互転座」では31.9％（男性が保因者の場合38.9％，女性が保因者の場合27.6％）であるとして不良とする報告がある[1]．一方で，47〜63％と比較的良好とする報告もある[6,7]．ただし，いずれも対照群に比較すれば，均衡型相互転座では次回妊娠生児獲得率は有意に低くなっている[1,6,7]．一方「Robertson型転座」の次回妊娠生児獲得率は60〜70％で対照群と同等とされている．逆位では対照群の次回妊娠生児獲得率にも差がなかった報告が[1,7]紹介されている．また「婦人科外来ガイドライン2017」には均衡型構造異常全体の累積生児獲得率は83％にも達し，対照群の84％と差が認められなかったこと[8]が紹介されている．均衡型相互転座症例に限っても，累積生児獲得率は68.1％（男性保因者66.7％，女性保因者70.0％）であり，これらのデータが，染色体構造異常を有する不育症カップルに対して着床前診断を考慮する際の重要な情報となると結んでいる．

これまでの染色体均衡型構造異常保因者カップルに対する着床前診断の成績の報告

「婦人科外来ガイドライン2017」では欧州生殖医学会（European Society of Human Reproduction and Embryology：ESHRE）のPGD Consortiumの集計として着床前診断の成績は，出産率は採卵周期あたり17％，胚移植あたり26％で，流産率は臨床的妊娠あたり10％であることが紹介されている[9]．わが国の成績としては「産婦人科診療ガイドライン産科編2017」のCQ204の「反復・習慣流産患者の取り扱いは？」[10]には転座保因者カップルに対する着床前診断では，自然妊娠と比較して流産率を低下させる一方で，初回妊娠での生児獲得率（着床前診断では38％，自然妊娠では54％）と累積生児獲得率は（着床前診断では68％，自然妊娠では65％）いずれも差がなかったと報告を[11]紹介している．ただ，「婦人科外来ガイドライン2017」[2]では相互転座症例においては，生児を得るまでの流産回数が自然妊娠では0.58回であったのに対し，PGT-SR（preimplantation genetic testing for structural rearrangement）施行群では0.22回と有意に少ない（p＜0.02）ことも紹介している[11]．ただまとめとしては，ESHREやわが国の報告でも，PGT-SRの妊娠率は必ずしも高くなく，累積生児獲得率にも明らかな差はなかったとしている[9,11]．これらは貴重な報告ではあるが，成績はfluoroscene in situ hybridization（FISH）法時代のものが主で，次世代シークエンサー（next generation sequencer：NGS）主流の時代に入ったことにより，再評価の時期にきており，新たなデータの集積が待たれる．また，われわれが実際にPGT-SRで経験しているように，均衡型構造異常とは直接は関係がない染色体不分離による数的異常やモザイクなどそのほかの異常もわかるようになってきた．直近では，日本産科婦人科学会の着床前スクリーニングの特別臨床研究の結果が注目される（本項執筆の時点ではまだ最終報告が出ていない）．

不均衡型構造異常の発生リスクは

これまでの均衡型構造異常保因者の不育症例のリスクの議論では，集団として対照群と生児獲得率を比較するというような形で評価されてきた．非常に貴重な報告も多く，日本産科婦人科学会のガイドラインはこれに沿ったものであり，遺伝カウンセリングの際には欠くことができない情報である．ただ，個々の不育症カップルが求めているのは，そのカップル固有のリスク情報である．

表1 染色体均衡型相互転座保因者不育症例のリスクに関する遺伝カウンセリングの際に使用する資料（札幌医科大学産婦人科不育症・遺伝外来）

- 産婦人科診療ガイドライン産科編 2017
- 産婦人科診療ガイドライン婦人科外来編 2017
- Gardner のテキスト
- Daniel, Cohen の三角形（%HAL）
- Stengel-Rutkowski 法（尾崎/池田のS-R応用法）
- HC-Forum サイト
- Schinzel のカタログ
- Decipher サイト
- 不均衡型転座の児が生まれる確率
「染色体異常をみつけたら」（梶井　正著）より

〔遠藤俊明・他：着床前診断を始めた経緯と実際の経験からみえてきたこと．In．着床前診断検査（PGT-A）の基礎知識と細胞分離手技．（末岡　浩　監，荒木康久　編）．医歯薬出版，75-81，2019をもとに作成〕

集団として一括りにして論じてみても，その中には様々な切断点の症例があり，リスクが一様でないことから議論としては不十分と思われる．またこの場合のリスクの内容も整理しておかなければならない．クライエントの立場に立てば，本当に知りたいのは，①次の妊娠で再び流死産するリスク，また②不均衡型構造異常がゆえに，重篤な合併症をもって児が生まれてくるリスクである．したがって，このことに関しては，均衡型相互転座，Robertson 型転座，腕間逆位は別々に論じる必要がある．当科で均衡型相互転座保因者不育症例のリスクのカウンセリングの際に使用するツールを**表1**にあげた[12]．

ただ，流死産のリスクに関しては，極めて情報不足で，ごく一部の症例を除いては予測不可能である．したがって，本項では不均衡型配偶子（接合子）の形成のリスク，不均衡型構造異常のため合併症をもった児が生まれるリスクの求め方を中心に紹介する．

均衡型相互転座保因者のリスクを個別に考える

均衡型相互転座の場合，起こり得る染色体の変化は多様で，切断点も Robertson 型転座とは違い多様である．したがって，保因者のリスクを推定することは容易ではない．だからといって，様々なリスクの違いを有する保因者に，リスクについて一様に説明することは望ましくない．本項では，リスクの推定をするのに参考になる方法を紹介する．

ⓐ 第一減数分裂の際に4価染色体構築によるパキテン図を描き分離パターンを予測する

第一減数分裂中期には，2本の派生染色体（転座部分をもった染色体）と2本の正常染色体の相同部分が対合 pairing し，4価染色体を形成する．4価染色体の分離様式は4本の染色体が2：2，3：1，4：0の分離様式があり，2：2分離には，交互分離，隣接1分離，隣接2分離がある．3：1分離には3次分離 tertiary と相互交換 interchange 分離がある（図1）．ISCN2016 などを利用して各染色体の G-banding の Idiogram からスケールを用いてパキテン図を描く．転座セグメントの大きさ，セントロメア側のセグメントの大きさ，全体のバランスによって分離様式が変わるので Gardner RJM と Sutherland GR の「Chromosome Abnormalities and Genetic Counseling」（以下，Gardner のテキ

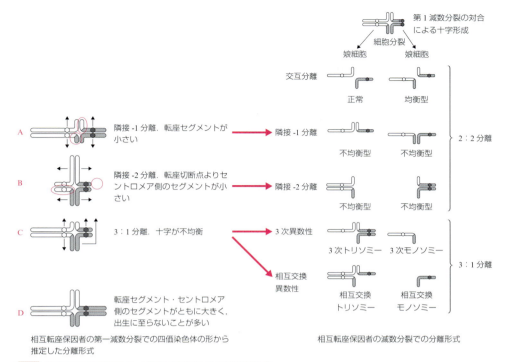

図1 均衡型相互転座の4価染色体からの分離様式
〔梶井 正：Robertson型転座．染色体異常をみつけたら http://cytogen.jp/index/pdf/03-e.pdf をもとに作成〕

スト)[13]や「染色体異常をみつけたら」[14]のサイトを参考にパキテン図からどの分離様式をとるかを推定する（図1）．この場合も見た目よりは，転座セグメントを実測するJalbertらのPachytene-Diagram法を利用するほうが，やや客観性がある[15]．ただこれは一番起こりやすい分離様式を推定するのにはある程度役に立つが，一般的には体外受精などでは，複数の胚が単一の分離様式であることは少なく，ほかの分離様式の配偶子（接合子）もできて，複数の分離様式をとるのが普通である．

ⓑ percentage of haploid autosomal length（％HAL）から予後を推定する

第一減数分裂で隣接分離や3：1分離をとる場合，受精後は当該染色体の転座セグメントの部分トリソミーや部分モノソミーの胚となる．この場合，常染色体のハプロイド長に対する，部分トリソミーや部分モノソミーの割合を「ISCN2016」のIdeogramで実測し，Daniel, Cohenのグラフにプロットすると，三角形からはみ出ていれば（トリソミーは4％以上，モノソミーは2％以上），流死産になりやすい[16]（図2）と推定する．ただ，これは当該セグメントの遺伝子密度や重要な遺伝子の有無を無視した理論的なものであることに留意が必要である．

ⓒ Stengel-Rutkowski法の応用で隣接1分離，隣接2分離，3：1分離別に重篤な合併症をもった生児として生まれるリスクを推定する（尾崎／池田のS-R応用法から）．

これは均衡型相互転座保因者のリスクを推定する最も有用な方法である．この方法の原著の「Risk estimates in balanced parental reciprocal translocations」（Stengel-Rutkowski）[17]はすでに廃刊になっている．したがって，現在はGardnerのテキスト（最新版は第5版）[18]に記載されているリスク

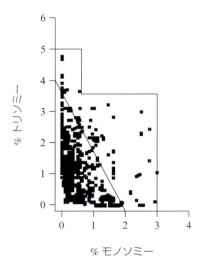

図2 %HAL(percentage of haploid autosomal length)

〔Cohen O, et al.：Variability thresholds for partial trisomies and monosomies. A study of 1,159 viable unbalanced reciprocal translocations. Hum Genet 93：188-194, 1994 をもとに作成〕

表を応用することになる．この応用法の日本語版としては，「周産期遺伝カウンセリングマニュアル改訂2版」の「不均衡型転座児の生まれる確率計算法」の項[19]と，同じ筆者(尾崎　守，池田敏郎)の「均衡型染色体異常」のサイト(http://g-band.com/)[20]による学習が有用である．ここでは「尾崎/池田のS-R応用法」とよぶことにする．詳細は前記2つの資料を熟読してもらうことにするが，要点はGardnerのテキストのリスク表を利用して，隣接1分離，隣接2分離，3：1分離の表から当該症例にあてはまるリスクを探して，合算して合併症をもった児が生まれるリスクを求めるものである．

　この場合以下について注意が必要である．① Gardnerのテキスト[18]のtableをみる時，片方の切断点が末端部のため転座セグメントが小さくて無視可能な場合のSSI(single segment imbalance)となっているか，両方の切断点による両方の転座セグメントのDSI(double segment imbalanced)となっているかを確認してtableを利用する．② Gardnerのテキストは版を重ねるごとに修正ならびに追記されているので，上記の資料を参考にする場合も，どの版に基づいているかを確認する．ちなみに最新版の第5版では，table 5-4は隣接1分離のSSIで，table 5-5は隣接1分離のDSI，table 5-6は隣接2分離のDSI，table 5-7は3次トリソミーまたはモノソミーのSSIである．なお3次相互交換トリソミーはtableに載っている数値をそのまま利用する．例えば具体例として上記のサイト[20]で説明されている46,XX,t(13;15)(q12;q13)の例では，隣接1分離，隣接2分離，3：1分離のtertiaryの一方，もう一方のtertiary，interchange 13 トリソミーが起こり得て，そのリスクを調べると［不均衡転座で生児として生まれるリスク］＝ 12.1%となっているが，単純にそれぞれを加算したものではないので，計算の詳細は上記のサイトを参照していただきたい．ただ，SSIを使って隣接1分離のDSIのリスク値を求めると，値が高くなってしまうことがあるようだ．なお，この症例の切断点をHC-Forum[21,22]で検討した結果を後述する(図3)．

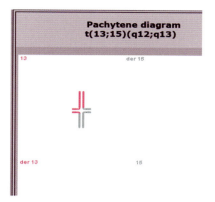
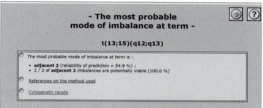

図3 t(13;15)(q12;q13) の HC-Forum によるリスクの検討結果

腕間逆位保因者の個別のリスクを考える

　腕間逆位は短腕と長腕の切断点に挟まれた中央のセグメントが回転して再結合したものである．均衡型の構造異常に分類され保因者の表現型は正常である．腕間逆位は，減数分裂の際に逆位領域内の乗り換えが起こり，その結果不均衡の組み換え体が生じ，配偶子の染色体の重複や欠失のため，不妊，流産，多発奇形の原因になり得る（図4）．この場合，不均衡セグメントの大きさ（その染色体長から逆位セグメントを引いたもの）が不均衡組み換え体をもつ児の表現型に影響する．ただ，この場合は「乗り換え回数」と「逆位セグメント内の構成的ヘテロクロマチン領域の有無」が組み換え体形成に影響する．乗り換え回数が偶数になったり，構成的ヘテロクロマチンが含まれていると乗り換えが抑制される．なお，乗り換え回数の推定は，「染色体異常をみつけたら」の「腕間逆位」の項に計算法が記載されている[23]．例えば保因者が女性なら 40 ×［その染色体の%HAL］×［その染色体における逆位セグメントの比率］＝推定乗り換え回数として計算する．なお Gardner のテキストの Figure 9-7 には逆位セグメント比率と組み換え頻度の相関図が示されている[24]（図5）ので有用である．一般には逆位セグメントが大きいと乗り換え回数が増えるが，不均衡セグメントが小さくなり，表現型への影響が小さくなる可能性がある．

HC-Forum サイト利用の経験から

　これはフランスの Joseph Fourier 大学のウェブサイトにアクセスし，切断点を入力すると，均衡型相互転座の場合は，自動的にパキテン図が示され，%HAL，さらに合併症をもって生児として生まれてくる最も可能性の高い分離様式とそのリスク値が示される[22]．ほとんどの例で，信頼性がま

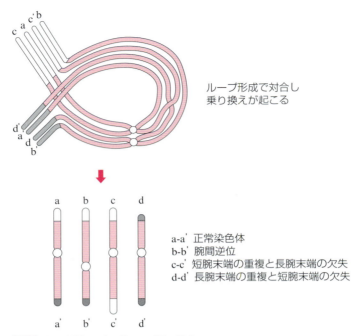

図4 腕間逆位の乗り換えと組み換え
〔Gardner RJM, et al eds.：Chromosome Abnormalities and Genetic Counseling 5th ed., Oxford University Press, 177–200, 2018 をもとに作成〕

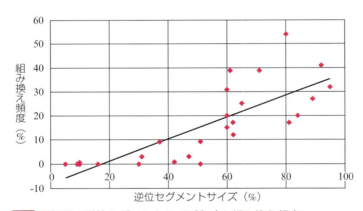

図5 配偶子の逆位セグメントサイズ(％)と組み換え頻度
〔Gardner RJM, et al eds.：Chromosome Abnormalities and Genetic Counseling 5th ed., Oxford University Press, 177–200, 2018 をもとに作成〕

さっている Stengel-Rutkowski 法によるリスク値よりもかなり高くなっている．また情報不足でリスクを算出できないと表示されることもある（図3）．なお，この HC-Forum は 2018 年 12 月 31 日をもってこのサイトは閉鎖されるとアナウンスされており，その後にバージョンアップした新しいサイトが立ち上がるかどうかは本項執筆の時点では不明である．

　また腕間逆位の場合も，切断点を入力すると，その染色体における逆位セグメント部分の比率，組み換えが起こった時の欠失セグメント，重複セグメントの %HAL が表示されるほか，不均衡組み換えによる重篤な合併症をもって生児として生まれてくるリスクも表示される．このように非常に有用なツールである．

表2 女性の均衡型相互転座保因者の胚の分離様式例

染色体分離				
ALT	ADJ-1	ADJ-2	3：1	4：0
45%	28%	8%	19%	0.4%

・FISH による着床前診断で分析
・約 55% が不均衡分離

ALT：交互分離，ADJ-1：隣接-1分離，ADJ-2：隣接-2分離，3：1：3：1分離，4：0：4：0分離
〔Gardner RJM, et al eds.：Chromosome Abnormalities and Genetic Counseling 5th ed., Oxford University Press, 78-79, 2018 をもとに作成〕

着床前診断からみた均衡型相互転座，腕間逆位保因者の配偶子の第一減数分裂の分離様式後の実際の胚（Gardner のテキストの報告例から）

　Gardner のテキストの第 5 版の table 5-3 には様々な染色体の様々な切断点の均衡型相互転座の女性保因者 33 例，男性保因者 20 例について，着床前診断で判明した胚の分離様式が報告されている[25]．その中では女性保因者の場合，全体として交互分離胚が 45%，隣接 1 分離胚が 28%，隣接 2 分離胚が 8%，3：1 分離胚が 19% で，この報告内では 36% の例では交互分離胚がゼロだった．配偶子の分離パターンは，パキテン図の形からある程度予測可能であるが，この着床前診断のデータでは約 60% の症例で複数の分離様式の胚があり（表2），パキテン図だけはカバーできない．Stengel-Rutkowski 法や HC-Forum は不均衡型転座を有して，重篤な合併症をもって生児として生まれてくる再発リスクの推定法なのだが，この両方法で最もその可能性が高いと推定された分離様式と着床前診断による実際の胚の分離様式の割合を比較検討してみた．不均衡転座の生児のリスクは，Stengel-Rutkowski 法と HC-Forum では，最も可能性の高い分離様式は 82%（HC-Forum/Stengel-Rutkowski 法）で一致していた．また両法で予測した分離様式と着床前診断で一番割合の多かった胚の分離様式との一致率は Stengel-Rutkowski 法で 85%，HC-Forum で 86% だった．このことから，胚の分離様式を推定するのに，Stengel-Rutkowski 法と HC-Forum の応用はある程度は有用である可能性があるが，まだ今後の検討が必要である．

　腕間逆位に関して Gardner のテキスト第 5 版の table 9-1 には，22 例の腕間逆位保因者の精子における非組み換えの精子の割合，重複/欠失をもった精子の割合が載っている．参考までにその保因者全員のデータを使い[26]，HC-Forum を利用して重篤な合併症をもって生児として生まれてくるリスクを求めてみると 23.0±5.4%（mean±SD）（中央値 8.4%）となった．ただ HC-Forum の組み換え生児のリスク値の信憑性は，これまでほとんど評価されていない．なお，table 9-2 には各染色体別に腕間逆位保因者から生まれた不均衡組み換え児の例が報告されているので参考にされたい[27]．

Robertson 型転座保因者のリスクについて

　Robertson 型転座は均衡型相互転座や腕間逆位保因者と違って，切断点に多様性はない．つまり，染色体 D 群（13-15），G 群（21,22）のアクロセントリック染色体のうちの 2 本が転座して短腕を失って 1 本になり，総染色体数が 45 になったものである．これは均衡型とされているが，男性保

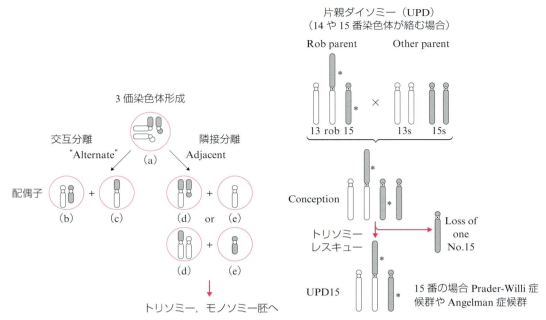

図6 Robertson型転座の隣接分離とUPD（13,14,15,21,22の端部着糸型染色体）

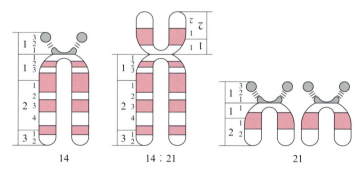

図7 rob(14;21)(q10;q10)の隣接分離から21番染色体の部分トリソミー形成 rob(14;21)(q10;q10),+21

因の場合は乏精子症になる場合がある．一般集団の頻度は1,000人に1人とされている[28]．15種類の組み合わせがあり得るが3/4はrob(13;14)で一般集団の1,300人に1人と報告されている．Robertson型転座は第一減数分裂の際に3価染色体を形成し，隣接分離の場合は転座型トリソミーやモノソミーとなる[29]（図6）．rob(14;21)の例を図7に示した．また14番染色体，15番染色体が転座染色体である場合には，トリソミーレスキューによって2本の染色体とも同じ親由来の片親ダイソミー（uniparental disomy：UPD）になる可能性がある（図6）．Gardnerのテキストには各染色体組み合わせごとの，不均衡のリスクとUPDの頻度が男女保因者別に報告されており（表3），遺伝カウンセリングの際の有用な資料となる．一般に女性保因者のほうがリスクが高い．なお，rob(21;21)のような相同染色体間の場合は，正常核型の胚ができることはない．

表3 各Robertson型転座の児に異数性（トリソミー），UPDが起こる推定頻度

Robertson型転座のタイプ	母 不均衡（異数性）	母 片親性ダイソミー*	父 不均衡（異数性）	父 片親性ダイソミー*
13q14q	1%	<1/2%	<1%	<1/2%
13q15q	1%	<1/2%	<1%	<1/2%
13q21q	10〜15%	—	<1%	—
13q22q	1%	<1/2%	<1%	<1/2%
14q15q	—	1/2%	—	<1/2%
14q21q	10〜15%	<1/2%	<1%	<1/2%
14q22q	—	<1/2%	—	<1/2%
15q21q	10〜15%	<1/2%	<1%	<1/2%
15q22q	—	<1/2%	—	<1/2%
21q22q	10〜15%	—	<1%	—

Note: Estimates for the uncommon rob translocations are extrapolated from data for common robs.
Unbal., unbalanced, with a full aneuploidy for chromosome 13 or 21; UPD, uniparental disomy; UPD*, abnormal child with syndrome of UPD 14 or UPD 15.
〔Gardner RJM, et al eds.：5 Autosomal reciprocal translocations. Chromosome Abnormalities and Genetic Counseling 5th ed., Oxford University Press, 69-112, 2018 をもとに作成〕

表4 rob(13;14)とrob(14;21)の流産率とトリソミー率

	rob(13;14) 流産	rob(13;14) トリソミー	rob(14;21) 流産	rob(14;21) トリソミー
母	22〜27%	1〜7%	24%	10〜14%
父	13%	1%	33%	1%

〔Gardner RJM, et al eds.：Chromosome Abnormalities and Genetic Counseling 5th ed., Oxford University Press, 142-157, 2018 をもとに作成〕

表5 t(11;22)均衡型保因者の妊娠の結果

	女性保因者	男性保因者	全体
過剰22番派生染色体の生児	5.7〜6.1%	2.2〜5%	1.8〜5.6%
均衡性t(11;22)の生児	55.4%	41.2%	
自然流産			23〜37%

〔Gene Review Japan：エマヌエル症候群（Emanuel Syndrome）http://grj.umin.jp/grj/emanuel.htm をもとに作成〕

均衡型構造異常保因者の次回妊娠における流死産のリスク予想の限界

　これまで報告されている流死産リスクの代表的な例をあげると，rob(13;14)とrob(14;21)に関しては，流産率とトリソミー児のリスクが報告[28]されているので遺伝カウンセリングの際にはこれを利用するのがよい（表4）．均衡型相互転座の場合は，Gardnerのテキストにあるような隣接Ⅰ分離の場合，SSIではtable 5-4，DSIではtable 5-5に該当するセグメントがあれば，% stillborn, neonatal death が利用可能である[18]．また3:1分離の例としてはt(11;22)(q23;q11)保因者の妊娠の場合は過剰派生22番染色体のEmanuel症候群となることがあるが，流産率は23〜37%と報告さ

れている[30]のでこれを利用するのがよい（表5）．ただ，腕間逆位保因者に関してはほとんど情報がない．以上から，流死産のリスク予想に関しては，情報が極めて限定的といわざるをえない．

おわりに

　染色体の均衡型構造異常保因者の不育症例は，次回妊娠時の個々のリスクを知りたいのは当然である．したがって，遺伝カウンセリングの際には，これを情報提供することが望ましい．正確にリスク評価をするのは困難ではあるが，均衡型相互転座の場合は，Stengel-Rutkowski法に関しては「尾崎/池田のS-R応用法」から不均衡転座の生児が生まれるリスクを推定するのが有用である．また腕間逆位に関しては，乗り換え回数の推定と構成的クロマチンの有無をチェックし，またGardnerのテキストのtableからこれまで組み換え児の生児の報告があるかをチェックする．Robertson型転座保因者の場合は，これまでの報告から個別のリスクを提供することがかなり可能である．また不均衡の場合の表現型の異常に関してはSchinzelのカタログ[31]に載っている当該染色体セグメントの報告を参照するのが有用である．ただくり返しになるが，クライエントが最も求めている流死産のリスク予想は極めて限定的なので，現時点では，不均衡型構造異常の生児のリスクや胚の段階での不均衡型構造異常をもつリスクについて検討することが，PGT-SR前の現実的対応と考えられる．遺伝カウンセリングの際にはできるだけ個別のリスクを提供し，そのうえでクライエントが自然妊娠かPGT-SRかを選択することが望ましいと思われるが，もちろん，正確なリスクを求めることは困難なので，今後のこの領域の研究の発展が強く望まれる．その中でも日本着床前診断コンソーシアム（Japan PGD Consortium：JAPCO）の貢献が期待される．（なお，本項の一部は第63回日本人類遺伝学会学術講演会　シンポジウム7「着床前診断の現状と問題点」の「染色体構造異常による不育症例の着床前診断」の発表をもとに再構成している）

謝辞

　本章の執筆にあたり多大なご指導をいただきました藤田医科大学総合医科学研究所分子遺伝学研究部門　倉橋浩樹教授に深謝いたします．

■文　献

1) Sugiura-Ogasawara M, et al.：Poor prognosis of recurrent aborters with either maternal or paternal reciprocal translocations. *Fertil Steril* **81**：367-373, 2004
2) CQ326　不育症に関する染色体異常の取り扱いは？．In．産婦人科診療ガイドライン婦人科外来編2017（日本産科婦人科学会/日本産婦人科医会　編・監），218-221, 2017
3) Mackie Ogilvie C, et al.：Meiotic outcomes in reciprocal translocation carries ascertained in 3-day human embryos. *Eur J Hum Genet* **10**：801-806, 2002
4) Rai R, et al.：Recurrent miscarriage. Lancet **368**：601-611, 2006
5) Munné S：Analysis of chromosome segregation during preimplantation?genetic diagnosis in both male and female translocation heterozygotes. *Cytogenet Genome Res* **111**：305-309, 2005
6) Ozawa N, et al.：Pregnancy outcomes of reciprocal translocation carries who have a history of repeated pregnancy loss. *Fertil Steril* **90**：1301-1304, 2008
7) Sugiura-Ogasawara M, et al.：Subsequent pregnancy outcomes in recurrent miscarriage patients with a paternal or maternal carrier of a structural chromosome rearrangement. *J Hum Genet* **53**：622-628, 2008
8) Franssen MT, et al.：Reproductive outcome after chromosome analysis in couples with two or more miscarriages：index [corrected]-control study. *BMJ* **332**：759-763, 2006
9) Moutou C, et al.：ESHRE PGD Cosortium data collection XII：cycles from January to December 2009 with pregnancy follow-up to October 2010. *Hum Reprod* **29**：880-903, 2014
10) CQ204　反復・習慣流産の取り扱いは？．In．産婦人科診療ガイドライン産科編2017（日本産科婦人科学会/日本

産婦人科医会　編・監），135-141，2017
11) Ikuma S, et al.：Preimplantation genetic diagnosis and natural conception：A comparison of live birth rates in patients with recurrent pregnancy loss associated with translocation. PLoS One **10**：e0129958, 2015
12) 遠藤俊明・他：着床前診断を始めた経緯と実際の経験からみえてきたこと．In. 着床前診断検査（PGT-A）の基礎知識と細胞分離手技．(末岡　浩　監，荒木康久　編）．医歯薬出版, 75-81, 2019
13) Gardner RJM, et al eds.：Chromosome Abnormalities and Genetic Counseling 5th ed., Oxford University Press, 71-74, 2018
14) 梶井　正：染色体異常をみつけたら：不均衡転座の子の産まれる確率
    http://cytogen.jp/index/pdf/03-cb.pdf
15) Jalbert P, et al.：Reciprocal translocations：a way to predict the mode imbalanced segregation by pachytene-diagram drawing. Hum Genet **55**：209-222, 1980
16) Cohen O, et al.：Variability thresholds for partial trisomies and monosomies. A study of 1,159 viable unbalanced reciprocal translocations. Hum Genet **93**：188-194, 1994
17) Stengel-Rutkowski S, et al eds.：Risk estimates in balanced parental reciprocal translocations：analysis of 1120 pedigrees, Monographie des annales de génétique, Expansion scientifique francaise, 1988
18) Gardner RJM, et al eds.：5 Autosomal reciprocal translocations. Chromosome Abnormalities and Genetic Counseling 5th ed., Oxford University Press, 69-112, 2018
19) 尾崎　守・他：不均衡型転座児の生まれる確率計算法．In. 周産期遺伝カウンセリングマニュアル改訂 2 版．（関沢明彦, 佐村　修, 四元淳子　編）．中外医学社, 74-76, 2017
20) 池田敏郎・他：均衡型染色体構造異常
    http://g-band.com/
21) Cohen O, et al.：HC Forum®：a web site based on an international human cytogenetics database. Nuclelic Acids Res **29**：305-307, 2001
22) HC Forum
    https\://www.hc-forum.net/HCForum/Html/Anglais/index.html
23) 梶井　正：腕間逆位．染色体異常をみつけたら
    http://cytogen.jp/index/pdf/03-f.pdf
24) Gardner RJM, et al eds.：Chromosome Abnormalities and Genetic Counseling 5th ed.,Oxford University Press, 177-200, 2018
25) Gardner RJM, et al eds.：Chromosome Abnormalities and Genetic Counseling 5th ed., Oxford University Press, 78-79, 2018
26) Gardner RJM, et al eds.：Chromosome Abnormalities and Genetic Counseling 5th ed., Oxford University Press, 183, 2018
27) Gardner RJM, et al eds.：Chromosome Abnormalities and Genetic Counseling 5th ed., Oxford University Press, 188, 2018
28) Gardner RJM, et al eds.：Chromosome Abnormalities and Genetic Counseling 5th ed., Oxford University Press, 142-157, 2018
29) 梶井　正：Robertson 型転座．染色体異常をみつけたら
    http://cytogen.jp/index/pdf/03-e.pdf
30) Gene Review Japan：エマヌエル症候群（Emanuel Syndrome）
    http://grj.umin.jp/grj/emanuel.htm
31) Schinzel A：Catalogue of Unbalanced Chromosome Aberrations in Man 2nd ed., Walter de Gruyter, 1-966, 2001

Part.2
着床前診断の技術と展開

1. 着床前遺伝子診断の胚生検技術

竹内一浩

> **point**
> □ 胚生検：分割期胚から胚盤胞生検へ
>   胚生検は歴史的に長い間，分割期胚を用いて行われてきた．しかし，モザイクの問題，解析に得られる細胞数の問題で数年前から胚盤胞生検が主流となっている．
> □ 胚のどのステージで生検すべきか
>   前述したように，染色体解析の場合，胚盤胞生検が行われるべきである．しかし，PGT-M の場合，分割期胚生検もありうる．
> □ 低侵襲性胚生検の検討
>   近年，胚盤胞液吸引や培養液を用いた低侵襲性生検が多く報告されるようになってきた．ただし，いずれにしてもまだ完全に臨床応用できるまでには至っていない．

はじめに

着床前遺伝子診断は 1990 年にイギリスの Handyside らが性別診断を行って以来，世界中で行われるようになってきた[1]．通常 PGT の適応は① single gene detect（単一遺伝子疾患），②習慣性流産（均衡型相互転座，Robertson 型転座），③性別診断（伴性劣性遺伝性疾患など），④ PGS（preimplantation genetic screening）が考えられる．わが国においても 2004 年以降，DMD（Duchenne 型筋ジストロフィー症）や single gene defect に，さらには習慣性流産の原因となる均衡型相互転座症例に対して承認されるようになった．本項ではおもに具体的な胚生検の手技や当院での臨床成績について述べた後，海外の現況や今後の課題についても言及したい．

着床前遺伝子診断：胚生検の実際

a 分割期胚の生検

胚生検（embryo biopsy）に関してはどの細胞の時期に，何個の細胞を生検するかという問題がある．

診断の観点からすれば，複数個の細胞を採取したほうがメリットがある．われわれはマウスを用いた動物実験で，どの細胞期からいくつの細胞を採取できるか検討してきた[2]．

4 細胞期でも 8 細胞期でも 1 個の割球を採取してもその後の胚盤胞への発育やレシピエントへの胚移植後の着床率，出生率に影響を及ぼさなかった（表1）．さらに biopsy による児の異常や奇形発生にも影響はなかった．この検討は次世代にわたって調査したが，いずれも影響はみられなかった[2]．動物実験では割球を抜くことがその後の発育などに影響を及ぼさないことが明らかとなったわけであるが，ヒト胚ではどうだろうか．ヒト胚では動物胚に比べて生検する細胞を少なくするこ

表1 4細胞期ならびに8細胞期胚における胚生検後の着床率および出生率の比較

分割期	群	移植胚数	着床率	出生率
4細胞期	Control	81	14/18（77.8）[a]	42/63（66.7）
	Biopsy			
	Enucleation	85	13/22（59.1）	31/63（49.2）[b]
	Aspiration	93	16/25（64.0）	40/68（58.8）[c]
	Extrusion	65	11/17（64.7）	27/48（56.3）[c]
8細胞期	Control	69	14/17（82.4）	34/52（65.4）
	Biopsy			
	Enucleation	69	10/16（62.5）	30/53（56.6）[c]
	Aspiration	71	10/15（66.7）	34/56（60.7）[c]
	Extrusion	44	10/15（66.7）	17/29（58.6）[c]

[a] Values in parentheses are percents, [b] $P<0.05$（enucleation versus control），[c] Not significantly different from control（$P>0.05$）
〔Takeuchi K, et al.：Preclinical models for human pre-embryo biopsy and genetic diagnosis. I. Efficiency and normalcy of mouse pre-embryo development after different biopsy techniques. Fertil Steril 57：425-430, 1992 をもとに作成〕

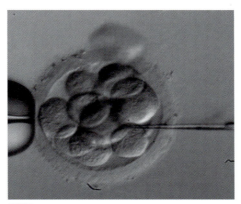

図1 Extrusion法

と，さらにはcompactionを起こす前のほうが胚に対するダメージが少ないと思われる．そのため8細胞期胚が適切とされている[3]．

われわれは，以前からExtrusion法[2]を中心にbiopsyを行っている．われわれの考えではsampleとする割球を直接吸引しないほうがDNAの損傷が少ないと考えている．そのため，Extrusion法を中心に行っている．以下に当院で行っているembryo biopsyの詳細について述べる．

Extrusion法はピペットを用いて培養液を胚内部に注入することにより，内圧を高め透明帯の開口部から1割球を押し出す方法である．まず透明帯穿刺用needleにて穿刺した後，先端をホールディングピペットにぶつけて開口し，培養液を吸引した後，再度3時方向から透明帯を突き刺し培養液を注入し，12時方向の透明帯裂孔から割球を押し出す方法である（図1）．

b FISH法を用いた均衡型相互転座における着床前診断

われわれは分割期胚を用いての生検ではおもにFISH（fluorescence *in situ* hybridization）法を用いて診断してきた．

均衡型相互転座保因者から減数分裂により派生する配偶子（パートナーが正常の場合）の染色体の

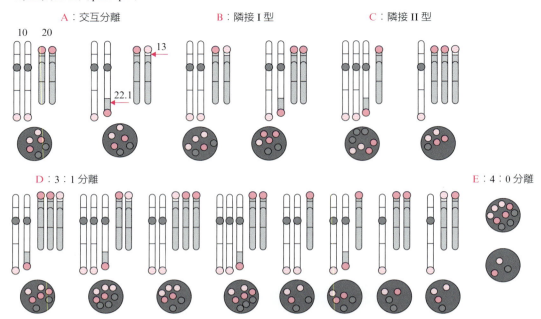

図2 FISH法における間期核での染色パターン

表2 当院でのFISH法における着床前診断の臨床成績

症例(年齢)	Biopsy胚数	診断可能胚数	均衡型胚数	胚移植	移植個数	妊娠	経過
症例1(36)	22	20	2	(+)	1	(+)	♀39週+6日 C/S 3,106 g
症例2(35)	15	13	2	(+)	1	(+)	IUFD 7週+5日[*1]
	15	13	2	(+)	1	(−)	
症例3(41)	7	6	3	(+)	2	(−)	
	8	8	1	(+)	1	(−)	
症例4(40)	3	2	0	(−)			
症例5(42)	11	10	2	(+)	2	(+)	♂39週+6日 C/S 2,710 g
症例6(35)	19	18	3	(+)	2	(−)	
	余剰胚盤胞を凍結融解胚移植			(+)	1	(+)	♀36週+0日 NVD 2,740 g
症例7(36)	21	19	5	(+)	1	(−)	
症例8(36)	13	12	5	(+)	2	(+)	♂37週+5日 C/S 3,508 g
症例9(30)	17	13	3	(+)	1	(−)	
	余剰胚盤胞をvitrification後、凍結融解胚移植			(+)	1	(−)	
				(+)	1	(+)	♀38週+2日 C/S 3,114 g
症例10(36)	20	16	1	(−)			
症例11(29)	18	11	2	(+)	1	(+)	♂39週+1日 NVD 3,115 g
症例12(40)	15	13	2	(+)	1	(+)	IUFD 8週+6日[*2]

C/S：～帝王切開　IUFD：～子宮内胎児死亡　NVD：～経腟分娩
PGD施行後，胚移植に至った症例：83.3%(10/12)，移植者あたりの妊娠率：80.0%(8/10)，出産：70.0%(6/8)，流産：25.0%(2/8)，妊娠率：53.3%(8/15)
[*1] 流産組織染色体検査結果は均衡型相互転座 46,XX,t(3;15)(q13;q26.1)，[*2] 未実施

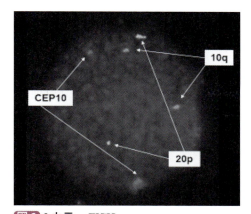

図3 3カラーFISH
Vysis TelVysion 20p(green)+TelVysion 10q(orange)+CEP10(Aqua)

組み合わせは，その分離様式により交互分離，隣接I型，II型，3：1分離，4：1分離に分けられ，16種類となる．交互分離は正常または保因者となり，児の表現型は正常である．そのほかの分離様式(不均衡型)は異常となり，多くは流産となる．減数分裂により派生する配偶子が受精した場合の染色体の組み合わせに対応したFISHシグナルの組み合わせを考えなければならない．

ⓒ 間期核における診断例

図2は46,XX,t(10;20)(q22.1;p13)の保因者が正常配偶子と受精した場合の分離様式を示したものである．この症例ではCEP10(aqua), subtelomere specific probe 10q(red), subtelomere specific probe 20p(green)の3色を用いて診断した．それぞれの色が2：2：2に蛍光する場合は交互分離で正常もしくは保因者となる．そのほかの組み合わせはすべて不均衡型となる．当院におけるFISH法の臨床成績を表2に示した．図3は実際の3カラーFISH画像である．

TE生検(trophectoderm biopsy)[4]

現時点で，胚生検はTE生検が主流となっている．当院で具体的にTE生検に用いる器具と，biopsy-samplingの流れを図4，図5に示す．

融解後の胚盤胞は，タイムラプスインキュベーターを用いて回復培養を行う．胞胚腔の拡張を確認した胚を対象とし，①吸引法，または②新Extrusion法を用いてTE生検を施行する．

ⓐ 吸引法

融解直後または回復培養中に内細胞塊の位置が確認でき，かつ透明帯開口が可能な程度囲卵腔の隙間のある胚に対し，レーザー穿孔システムLYKOS®(Hamilton Thorne社)を用いてPulse 120 μsで透明帯開口を行う．その後，開口部から栄養外胚葉(trophectoderm)が突出してきた胚に対して，先端内径25 μmのBiopsy Pipette(Sunlight Medical社)を用いて，Pulse 300 μsでレーザー照射にてTE生検を行う(図6)．

biopsyによる採取細胞数は平均5.83個であった．biopsyする細胞数は施行者の技術によるところが大きいが，Kokkaliら[5]は4～5個の細胞を採取しており，当院での吸引法による採取個数とおおよそ一致した．

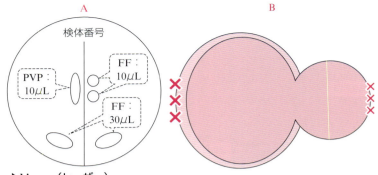

▶使用器具
・内径 25μm の Biopsy Pipette（Sunlight Medical 社）
・レーザーシステム（LYKOS, Hamilton 社）

▶biopsy（レーザー）
1. Biopsy 用 Dish 作成（A）
2. 針セット
3. 胚の change（Biopsy 用 Dish）
4. 針を PVP で洗浄（ベタツキ防止）
5. 針内を液で調整
6. 胚の固定および位置調整（Holding 側と Blast の吸引部位 のピントをあわせる）（B）
7. 吸引およびレーザー照射（Pulse300μs・細胞の境目を狙う）
8. 細胞を排出−Biopsy 完了（細胞を再吸引しないよう気をつける）

図4 blastocyst biopsy

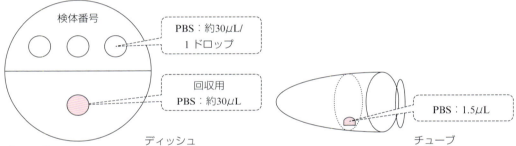

▶sampling
（*手袋着用*加温版 OFF*Buffer 常温*バブリングに注意）
1. 検体番号の記入（ディッシュ・チューブ〔蓋・側面〕）
2. buffer ドロップ作成（ディッシュ・チューブ内）
3. パスツール先端を biopsy 時の PVP で軽く洗浄（ベタツキ防止）
4. PBS−3 か所にて細胞洗浄
5. 回収用の PBS を前吸引してから細胞をチューブへ移動　*細胞は崩れるので急ぐ
6. チューブ内のドロップへ細胞を排出（顕微鏡下で確認しながら移動）*バブリングに注意*
7. ドロップを底部に移動（蓋を閉め，壁についたドロップを遠心器等用いて底部へ移動）
8. 冷凍にて保管

図5 sampling

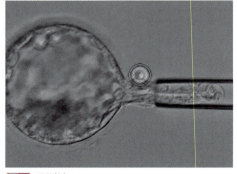

図6 吸引法

Part.2 着床前診断の技術と展開

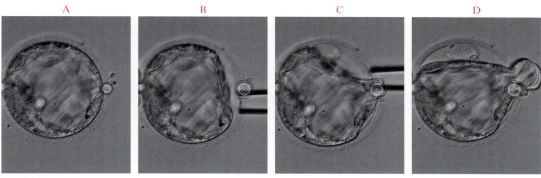

図7 新 Extrusion 法
A：レーザー照射にて，透明帯を小さく開口する．
B：培養液を吹き入れ，囲卵腔を広げて透明帯開口部を大きくする．
C, D：培養液を吹き入れ，細胞を突出させる．

表3 吸引法および新 Extrusion 法における復活率比較

	凍結・融解胚個数	復活胚個数	復活率
吸引法	18 個	18 個	100%
新 Extrusion 法	13 個	13 個	100%

ⓑ 新 Extrusion 法

回復培養後，拡張胚盤胞となった胚に対し，Pulse 120 μs のレーザー照射にて小さく透明帯開口し，開口部から培養液を吹き入れながら細胞を突出させ，突出した細胞を吸引法と同様に TE 生検を行う（図7）．

TE 生検後の胚は培養液に移し，得られた生検細胞の保存完了後に CryoTip® を用いた Vitrification 法（Kitazato）にて凍結を行う．

当院の基礎研究では，吸引法および新 Extrusion 法における TE 生検による再凍結・再融解後の復活率の差はなかった（表3）．

embryo biopsy はどの細胞周期が適切か？

stage ごとの embryo biopsy の schema を図8に示した．

polar body を用いた解析は古くから行われている．利点は低侵襲であること，染色体解析でモザイクがないことではあるが，母方の情報しか得られないなどの理由から，現在ではあまり行われないようになった．次に分割期胚を用いた解析は歴史上，最も長く使われてきたという事実がある．前述したように，筆者らも FISH 法を用いた均衡型相互転座の診断には 8 細胞期胚を用いてきた．通常の診断では 8 細胞期胚から 1 割球を取り出して診断する方法で十分であると考えられる．

一方，Kokkali ら[5]は Day3 での biopsy と blastocyst biopsy を比較した結果，blastocyst biopsy した群で着床率が有意に高かったとしている．Day3 での biopsy では形態学的評価をもとに biopsy する胚を選択することになり，胚盤胞へ発生した胚のみを対象とする blastocyst biopsy の場合よりも多くの胚を扱うことになるため，より多くの時間と労力を必要とする．また，blastocyst biopsy にお

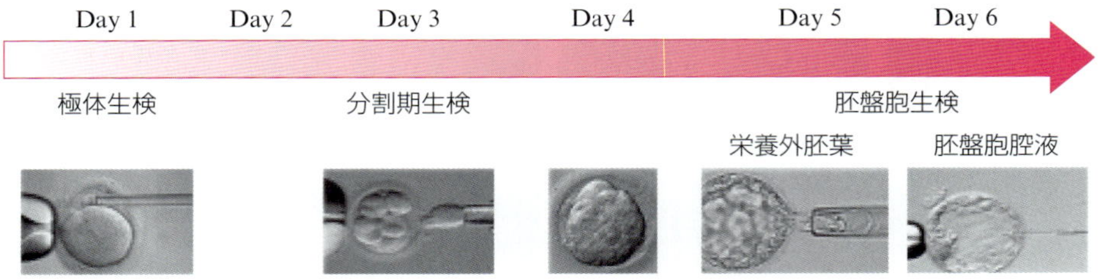

図8 胚の各ステージにおける DNA ソース

表4 胚の各ステージにおける利点と欠点

	利　点	欠　点
極体	胚発生に影響しない 低侵襲，モザイクなし	母方の情報のみ
分割期胚	歴史的に最も起用されてきた 核が大きいので FISH には有利	single cell である モザイクが多い
胚盤胞 （TE 生検）	多くの検体が得られる （5 cell 以上） モザイクが少ない	テクニカルトレーニングが必要
胚盤胞 腔液	胚に対するダメージがほとんどない 手技が簡易である	解析における追試のデータが少ない 否定的な意見も多い
培養液	簡易 生検の必要なし	解析における追試のデータが少ない 臨床応用するにはさらなる検討を要する

いては，解析に 24 時間以上を要するため，胚はいったん凍結する必要がある．しかし，biopsy 後の胚の生存率は本実験においても通常の胚と同様，高い復活率であり，凍結することに何ら問題はない．

　PGT において診断上問題になる点の 1 つにモザイク胚による誤診の可能性があげられる．胚盤胞の栄養膜細胞では異数性などのモザイクが多いとの報告もあったが，Magli ら[6]と Josien ら[7]は胚盤胞において内部細胞塊と栄養膜細胞では異数性などのモザイク状況は変わらないとしており，このことから栄養膜細胞を採取することで胚全体の診断が可能であると考えられる．

　blastocyst biopsy は，より多くの細胞を採取可能であることが最も大きな利点である．ゲノム一次構造の異常を解析するアレイ CGH（array comparative genomic hybridization）法や NGS（next generation sequencing）ではある程度の鋳型 DNA 量を必要とすることから 1 割球での解析はいまだ難しいが，blastocyst biopsy では数細胞が得られることやモザイクが少ない理由から，今は胚盤胞生検が主流になっている．各 stage における利点と欠点を表4 に示した．

　当院においても分割期生検から胚盤胞生検に移行した．また，同時期に FISH 法から次世代シークエンサー法（next generation sequencer：NGS 法）へ解析方法を変更したことにより，安定した良好な結果が出ている．当院の臨床成績を表5 に示す．

Part.2 着床前診断の技術と展開

表5 当院におけるNGS法を用いた着床前診断の臨床成績

*(モ)=モザイク

症例	biopsy胚数	診断数	balance	euploidy(モ)*	胚移植	移植個数	妊娠	βHCG(mIU/mL)	予後・備考
症例①(38歳)	12	12	4	1	＋	1	＋	536.2	♀40週+1日 NVD 2,994 g
症例②(42歳)	10	10	5	1	＋	1	＋	333.4	♀38週+5日 C/S 2,760 g
症例③(40歳)	12	12	8	2	＋	1	＋	169	♂40週+0日 C/S 3,678 g
	余剰胚盤胞を凍結融解胚移植			＋	1	＋	614.5	妊娠継続中
症例④(32歳)	7	7	3	1(モ2)	＋	1	＋	678.2	♀39週+0日 NVD 2,830 g
症例⑤(33歳)	13	12	4	1(モ2)	＋	1	－	0.829	
	余剰胚盤胞を凍結融解胚移植			＋	1		1.22	
	余剰胚盤胞を凍結融解胚移植			＋	1	＋	384.1	♂39週+6日 NVD 3,784 g
症例⑥(33歳)	13	13	8	2(モ3)	＋	1	＋	666.7	♀40週+2日 NVD 3,240 g
症例⑦(33歳)	11	11	4	3	＋	1	－	<0.001	
	余剰胚盤胞を凍結融解胚移植			＋	1		0.222	
	余剰胚盤胞を凍結融解胚移植			＋	1	＋	69.95	♀41週+4日 NVD 2,696 g
症例⑧(37歳)	10	10	4	1(モ1)	＋	1		0.107	
	余剰胚盤胞を凍結融解胚移植			＋	1		<0.500	
症例⑨(34歳)	5	5	3	1(モ1)	－				診断後自然妊娠 ♀39週+4日 NVD 3,250 g
症例⑩(34歳)	9	9	8	4(モ2)	＋	1	－	386.2	GS- 化学的流産
	余剰胚盤胞を凍結融解胚移植			＋	1	－	14.7	GS- 化学的流産
症例⑪(42歳)	5	5	1	0(モ1)	＋	1		55.86	GS- 化学的流産
症例⑫(39歳)	11	11	6	3	＋	1	＋	1,208	妊娠継続中
症例⑬(36歳)	4	4	1	1(モ?)	＋	1	＋	357.5	妊娠継続中

海外の現状と今後の課題

　ESHRE PGD consortiumによる2012年までのPGD/PGSのデータの集計を表6に示した．
　残念ながら現時点での公的な報告は2012年までのものであるが，海外ではPGT-SR，PGT-Mよりも PGT-Aが数多く行われている．海外でのPGT-Aのおもな適応は，① AMA（advanced maternal

43

表6 海外における着床前遺伝子診断の現状

適応	PGD	PGS	PGD-SS	total
採卵周期数	10,153	16,806	671	27,630
不妊患者数	3,766	14,030	104	17,900
女性年齢	33	37	36	35
IVF/ICSI 前のキャンセル数	52	2	0	20
ART 法				
IVF	1,079	1,868	166	3,113
ICSI	8,847	14,502	481	23,830
IVF + ICSI	52	324	0	376
凍結+ ICSI + IVF +不明	139	60	24	223
不明	20	50	0	70
IVF/ICSI 後のキャンセル数	525	462	16	1,003
PGS/PGD 周期数	9,612	16,342	655	26,609
FISH	5,017	16,339	473	21,829
PCR	4,578	3	182	4,763
FISH + PCR	17	0	0	17
透明帯開口法				
酸性タイロード	3,910	4,688	26	8,624
レーザー	5,182	10,083	202	15,467
化学的	506	1,506	427	2,439
不明	14	65	0	79
適応	PGD	PGS	PGD-SS	total
生検法				
極体生検	162	2,708	0	2,870
aspiration 法	8,875	12,805	156	21,836
extrusion 法	414	754	499	1,667
flow displacement 法	16	22	0	38
胚盤胞生検	91	2	0	93
極体および割球生検	49	0	0	49
不明	16	52	0	68
臨床成績				
胚移植周期	7,338	12,071	492	19,901
hCG 陽性	2,553	4,085	197	6,835
胎児心拍陽性	2,014	3,210	143	5,367
臨床妊娠率 (% per OR/ % per ET)	20/27	19/26	21/29	19/27

〔Goossens V,et al.：ESHRE PGD Consortium date collection. Human Reprod 27：18, 2012 をもとに作成〕

age)，②recurrent miscarriage，③recurrent IVF failure，④oocyte donation，⑤no-medical indication，⑥SMF（severe male factor）などが考えられ，ここ数年特に増加していると考えられる．

　海外ではPGT-Aが数多く行われており，近年PGT-Aに関しては賛否両論あるのも事実であるが，近年PGT-Aが有効であるという論文が多くみられる．その1つに，Schoolcraftら[8]はPGT-A群では有意に着床率の増加と胎児心拍陽性率を得ることができたと述べており，その有用性を報告している．

　また，アレイCGH法による染色体スクリーニングにおいて，Fragouliら[9]は胚盤胞の生検（栄養外胚葉の分析）は染色体の数的異常を正確に検知する方法として有力であるとし，大部分のモザイクと判定された胚盤胞は正常な細胞を有していなかったとも述べている．このことはモザイク胚ははじめから，移植胚として選別すべきでないとも述べているが，他方で多くのモザイク胚は正常に出生するとする意見もある．

　いずれにしてもPGT-Aに関しては，現時点において数多くの細胞を得るために，胚盤胞生検が必須となっていると考えられる．低侵襲性胚生検に関しては完全に臨床応用する前にまだ検討する事項が残されているだろう．ART領域において，生児を得るために真にPGT-Aが有効かどうかは今後のさらなる検討が必要である．

■文献

1) Handyside AH, et al.：Pregnancies from biopsied human preimplantation embryos sexed by Y-specific DNA amplification. *Nature* **344**：768-770, 1990
2) Takeuchi K, et al.：Preclinical models for human pre-embryo biopsy and genetic diagnosis. I. Efficiency and normalcy of mouse pre-embryo development after different biopsy technique. *Fertil Steril* **57**：425-430, 1992
3) Hardy K, et al.：Human preimplantation development in vitro is not adversely affected by biopsy at the 8-cell stage. *Hum Reprod* **5**：708-714, 1990
4) 竹内一浩, 他：着床前遺伝子診断におけるBlastocyst Biopsyの有用性に関する検討. 日本受精着床学会誌 **27**：29-32, 2010
5) Kokkali G, et al.：Blastocyst biopsy versus cleavage stage biopsy and blastocyst transfer for preimplantation genetic diagnosis of beta-thalassaemia：a pilot study. *Hum Reprod* **22**：1443-1449, 2007
6) Magli MC, et al.：Chromosome mosaicism in day 3 aneuploid embryos that develop to morphologically normal blastocysts in vitro. *Hum Reprod* **15**：1781-1786, 2000
7) Josien G, et al.：Chromosomally abnormal cells are not selected for the extra-embryonic compartment of the human preimplantation embryo at the blastocyst stage. *Hum Reprod* **18**：2565-2574, 2003
8) Schoolcraft WB, et al.：Clinical application of comprehensive chromosomal screening at the blastocyst stage. *Fertil Steril* **94**：1700-1706, 2010
9) Fragouli E, et al,：Cytogenetic analysis of human blastocysts with the use of FISH, CGH and aCGH：scientific data and technical evaluation. *Hum Reprod* **26**：480-490, 2011

Column

低侵襲性への工夫

ⓐ blastocelic fluid aspiration（胚盤腔液吸引）[1]

blastocelic fluid aspiration 法は Gianaroli ら[1] によって最初に報告された．彼らはこの方法の利点としては以下の項目をあげている．

① 胚に対しての侵襲がほとんどない．
② 細胞を採取しないので倫理的にも受け入れやすい．
③ 胚盤腔液は採取後，しばらくすると拡張し何度でも採取可能である．
④ concordance study では極体，割球，TE 生検とほぼ一致していた．

さらにまた Zhang ら[2] は胚盤腔液を用いた PGT は NGS 解析が 84% で有効であったと報告しており PGT における DNAsouce として有用であると述べている．

一方で，否定的な意見として，Capalbo ら[3] は胚盤腔液を使った解析では 65% で増幅が不成功に終わったとし，増幅が成功しても TE との一致率はわずか 37.5% であったと報告している．Tobler ら[4] も同様に ICM-TE との discordance は 52% に上るとし，臨床応用には好ましくないと述べている．以上のことから PGT への臨床応用に関しては今後の検討を要すると考えられる．

ⓑ spent media（培養液）

近年，培養液を用いた PGT が試みられている[5-8]．一般的な胚培養液の採取手順を図に示した．胚盤胞腔液採取も低侵襲ではあるが，培養液を用いた解析では胚生検そのものの必要がなくだれでも採取できることから今後検討されていくと思われる．培養液を用いた解析では母親の細胞のコンタミネーションが最も懸念されるところである．

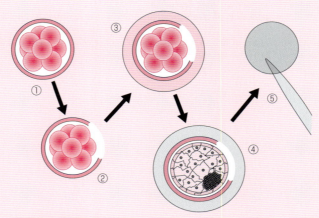

図　胚培養液の採取手順

① それぞれの day 3 胚を培養液（G1）から移す．
② day 3 にレーザーによる AH（assisted hatching）を行う．
③ 胚を day 3～5（6）まで培養する．
④ TE 生検を行う．
⑤ 培養液を採取し解析まで凍結保存する．

表 AHの有無における培養液のcfDNAのTE生検との一致率

Concordance rates between cell-free DNA (cfDNA), trophectoderm biopsy, and whole embryos, n(%).

比較対象	倍数性の一致				性別の一致			
	Total	AH	No AH	P値[*3]	Total	AH	No AH	P値[*3]
Day 3 cfDNA vs. whole embryo[*1] (n = 16)	9/16 (56.3%)	4/8 (50.0%)	5/8 (62.5%)	.61	13/16 (81.3%)	5/8 (62.5%)	8/8 (100%)	.06
Day 5 cfDNA vs. whole embryo[*1] (n = 33)	15/33 (45.5%)	5/16 (31.3%)	10/17 (58.8%)	.11	26/33 (78.7%)	12/16 (75.0%)	14/17 (82.4%)	.61
Day 5 cfDNA vs. trophectoderm biopsy[*2] (n = 40)	26/40 (65.0%)	16/28 (57.1%)	10/12 (83.3%)	.16	28/40 (70.0%)	17/28 (60.7%)	11/12 (91.7%)	.07
Day 5 trophectoderm biopsy vs. whole embryo[*1] (n = 27)	25/27 (92.6%)	12/14 (85.7%)	13/13 (100%)	.22	26/27 (96.3%)	14/14 (100%)	12/13 (92.3%)	.48

Note：AH = assisted hatching.
[*1] Includes research embryos only.
[*2] Includes both research embryos and clinical samptes.
[*3] Chi-square analysis or Fisher exact test used to compare AH vs. no AH groups；P ＜ .05 was considered to be significant.

〔Ho JR, et al.：Pushing the limits of detection：investigation of cell-free DNA for aneuploidy screening in embryos. Fertil Steril110：467-474, 2018 をもとに作成〕

　Laneら[7]はday 3〜5まで胚を培養したmediumを用いた解析ではTE生検と比較して一致率が低く母親由来の細胞（顆粒膜細胞）のコンタミネーションが考えられるとしている．

　これに比べてday45までの培養液での解析では一致率も95%以上で性染色体の一致率は100%であったと報告している．

　Hoら[8]はそれぞれday 3，day 5にAH（assisted hatching）をした群としない群とでploidyとsexについてTE生検との一致率を比較検討している（表）．

　それによると，day 3よりも day 5のほうが一致率がよく，さらには意外にもAHをしない群のほうがすぐれていた．このことは培養液の解析においては一般的にday 3においてAHを必要とするのが一般的とされていたが，この論文によるとAHは必要なく，レーザー照射を必要とするAHはむしろしないほうがいいとの報告であった．

文献

1) Magli MC, et al.：Preimplantation genetic testing：polar bodies, blastomeres, trophectoderm cells, or blastocoelic fluid. *Fertil Steril* **105**：676-683, 2016
2) Zhang Y, et al.：Molecular analysis of DNA in blastocoelic fluid using next-generation sequencing. *J Assist Reprod Genet* **33**：637-645, 2016
3) Capalbo A, et al.：Diagnostic efficacy of blastocoel fluid and spent media as sources of DNA for preimplantation genetic testing in standard clinical conditions. *Fertil Steril* **110**：870-879, 2018
4) Tobler KJ, et al.：Blastocoel fluid from differentiated blastocysts harbors embryonic genomic material capable of a whole-genome deoxyribonucleic acid amplification and comprehensive chromosome microarray analysis. *Fertil Steril* **104**：418-425, 2015
5) Shamonki MI, et al.：Proof of concept：preimplantation genetic screening without embryo biopsy through analysis of cell-free DNA in spent embryo culture media. *Fertil Steril* **106**：1312-1318, 2016
6) Xu J, et al.：Noninvasive chromosome screening of human embryos by genome sequencing of embryo culture medium for in vitro fertilization. *Proc Natl Acad Sci U S A* **113**：11907-11912, 2016
7) Lane M, et al.：Ability to detect aneuploidy from cell free DNA collected from media is dependent on the stage of development of the embryo. *Fertil Steril* **108**：e61, 2017
8) Ho JR, et al.：Pushing the limits of detection：investigation of cell-free DNA for aneuploidy screening in embryos. *Fertil Steril* **110**：467-475, 2018

（竹内一浩）

Part.2

2. 網羅的手法によるPGT-SR

加藤武馬

□FISH, mCGH, アレイCGH, NGSなど種々の染色体解析手法についてPGTにおける診断精度と問題点.
□分子遺伝学的手法を用いたPGTを行うために必要な全ゲノム増幅法の特徴.
□PGTで用いられるNGSの感度と解像度について，Illumina社のVeriSeqとThermo Fisher Scientific社のReproSeqでの比較解析.
□診療施設，および解析施設がPGT-SRを実施するために必要なこと.

はじめに

わが国における着床前診断の適応は，日本産科婦人科学会の「着床前診断」に関する見解の，「適応と審査対象および実施要件」にて，「検査の対象となるのは，重篤な遺伝性疾患児を出産する可能性のある遺伝子変異ならびに染色体異常を保因する場合，および均衡型染色体構造異常に起因すると考えられる習慣流産（反復流産を含む）に限られる」とされている．また実施要件を厳密に定

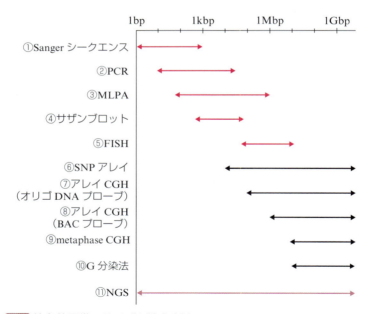

図1 染色体異常のサイズと検出方法
縦軸に解析手法，横軸に解像度を示す．G分染法とFISH法は細胞を用いて解析するが，それ以外の手法はDNAを用いて行う．①〜⑤の解析手法は，領域特異的な解析手法となるため，症例ごとに，異なる試薬や実験条件を用いて解析する必要がある．一方で⑥〜⑩の解析手法は，網羅的な解析手法であり，どのような症例であっても基本的な手法を変更せずに解析することができる．①〜⑤の解析手法は，サンプル調整やデータ出力量を調節することにより，解像度を調整することができる．

めており，「診断情報および遺伝子情報の管理」において，解析には「網羅的なスクリーニングを目的としない」とされている[1]．

　重篤な遺伝性疾患児を出産する可能性のある染色体異常を保因する症例，もしくは均衡型染色体構造異常に起因すると考えられる症例に対して行われる着床前診断は，近年ではPGT-SR (preimplantation genetic testing for structural rearrangement)とよばれ，不均衡型の構造異常(structural rearrangement)を検出することを目的としている．PGT-A (preimplantation genetic testing for aneuploidy)が染色体の本数の増減を検出することを目的とし，異数体モザイクなどの検出感度を必要とするのに対し，PGT-SRは染色体の部分欠失や部分重複などの微細な染色体構造異常を検出可能な解像度の高い手法が求められる．部分欠失や部分重複のような染色体異常を検出できる検査方法にはどのような手法があるか，一般的に用いられる染色体解析技術を図1に示した．これらの手法は血液などから大量の細胞やDNAを用意して行う検査となる．一方でPGTのようにわずかな数の細胞しか得られない場合，これらの解析を行うことは困難であり，またできたとしても，検査の精度や質を担保できないことに留意する必要がある．さらに個々の症例ごとに解析手法を変えることは，精度管理が困難になるため，すべての症例で統一された手法での解析が望まれる．本項では，このような限局された状況下で行われているPGT-SRの手法について，当研究室での経験を交えつつ概説する．

PGT-SRとしてのFISH法

　FISH (fluorescence in situ hybridization)法は固定した細胞に，蛍光標識したプローブをハイブリダイゼーションし，蛍光顕微鏡で観察する手法である．1回の解析に使用するプローブ数に限度があり，ターゲットとする領域以外は評価することはできないが，未培養の間期核細胞を用いて評価できることや，ターゲット領域に関しては高解像度で評価することができる．PGT-Aについては一部の染色体の本数を対象として，またPGT-SRでは症例ごとに異なるプローブセットを用意するなど事前準備を要するが，2010年頃まではPGT-AやPGT-SRの手法としてFISH法が最も用いられてきた．しかし全染色体を評価できないことや，細胞の分散程度や染色体の重なり，ハイブリダイゼーションの偏りなど，予測不可能なエラーが見られ[2]，流産率の減少や，移植・妊娠率に改善が見られず，PGT-AにFISH法を用いることを推奨しない見解が示された[3]．また2010年頃から分子遺伝学的手法の革新的進歩，とくにsingle cellの遺伝子・染色体解析が普及するに伴い，PGTの解析材料も細胞からDNAへ，解析手法も対象とする染色体のみからマイクロアレイや次世代シークエンサー(next generation sequencer：NGS)による網羅的解析法へと変遷した．

全ゲノム増幅法

　ヒトの場合，細胞1個あたりに含まれるゲノムDNA量はわずか6.6pgにすぎない．受精卵から一部の細胞を生検して得られる細胞数はごくわずかであり，生検した細胞からゲノムDNAを抽出する行程でのロスを考えると，ゲノムDNA抽出後に遺伝子や染色体の解析に十分なDNA量が残存しているとは考えにくい．そのため初期のPGTでは，X連鎖性疾患の遺伝性疾患の保因者に対し，生検した細胞をチューブ内で溶解し，続いてPCR (polymerase chain reaction)試薬を加え，Y染

色体PCR増幅の有無により性別判定を行っていた[4]．しかし，この方法ではPCR反応阻害物質の混入などによる増幅不良のリスクや，1反応に1か所の領域しか解析できないなど，診断精度に問題がみられた．また，複数箇所の遺伝子や染色体を網羅的に解析するためには大量のDNAを用意しておく必要があり，マイクロアレイやNGSを用いて，一度にゲノムDNAを網羅的に解析することができたとしても，解析に十分な量のDNAを用意する必要がある．現在ではマイクロアレイやNGSのサンプル調整に使用する試薬の精度や効率の向上により，少量のテンプレートDNAから解析を行うことができるようになっている．実際に1 ngのDNAを用意するだけで，ヒトの全ゲノムの塩基配列を決定することが可能となった．しかし，それでもなお，PGTのようにわずかな細胞しか用意できない場合，解析に十分なDNA量は得られない．このような問題を克服するために研究者は，ゲノム全体を広範囲に増幅する「全ゲノム増幅法（whole genome amplification：WGA）」の開発に取り組み，現在では，WGAを介して十分なDNA量を得てから，遺伝子・染色体解析を行うのが一般的になった．

1990年頃よりWGA技術の開発に関連した論文が見られるようになり，2000年代になると，各社からWGA用の試薬キットが販売され，鋳型となる細胞を用意しキットの手順どおりに行えば，安定して解析に十分量のDNAが得られるようになった．現在ではおもにhybrid法とMDA法（multiple displacement amplification）による技術が2つの柱となり用いられている（図2）．MDA法によるWGAの技術は，2001年にphi 29 DNAポリメラーゼを用いた増幅が報告され[5]，翌年にはその手法を全ゲノム増幅として用いた報告がされた[6]．増幅手法はphi 29 DNAポリメラーゼを用いて等温で1.5〜3時間合成する手法のため，増幅産物長が10〜100 kbpと大きく，高ゲノムカバレッジを誇り，さらには増幅時のDNAポリメラーゼの合成の正確性が高い（図2-A）．一方で増幅の均一性はhybrid法と比較し劣るため，染色体コピー数解析には用いられず，単一遺伝子疾患の着床前診断PGT-M（preimplantation genetic testing for monogenic）の遺伝子解析に用いられている．現在はREPLI-g（QIAGEN）やGenomiPhi（GE Healthcare）としてMDA法によるWGAが市販されている．一方でhybrid法によるWGAは，増幅の行程をcell Lysis, pre-amplification, amplificationの3段階に分けて，2段階目のpre-amplificationで，MDA法と同じように鎖置換反応で増幅する．pre-amplificationで合成された鎖は，ヘアピン構造を形成し，さらなる増幅ができないようにロックをかける工夫がされている．そしてamplificationのステップで，全体のDNA量の底上げを行っている．先述のMDA法と比較し増幅の均一性にすぐれており，PicoPLEX（タカラバイオ）やMALBAC（Yikon Genomics）[7]としてhybrid法によるWGAの試薬が販売されている（図2-B）．

上記の特性を理解して，WGA後の遺伝子・染色体解析の目的に応じて，適したWGA法を用いれば，single cellからでも十分なDNA量が安定して得られる．しかし，WGAにより得られたDNAは組織や血液から抽出したゲノムDNA（Bulk DNA）とは決定的に異なることを考慮する必要がある．Bulk DNAでは100分子量のDNAが存在する場合，1番染色体，2番染色体……とどの染色体の領域にもおよそ100分子の長鎖のDNAが得られるが，一方でWGA後のDNAでは，ゲノム上のすべての領域が等しく増幅しているわけではなく，また増幅されていない領域や，片側のアレルしか増幅していない領域が多く含まれている．さらにはWGAの行程で行われるDNA合成時にアーチファクトによる塩基置換もみられ，WGA後のDNAは長鎖のDNAが得られにくい．そのため，WGA後のDNAを用いた遺伝子・染色体解析はBulk DNAを用いた解析よりも精度が低いことに留意する必要がある．

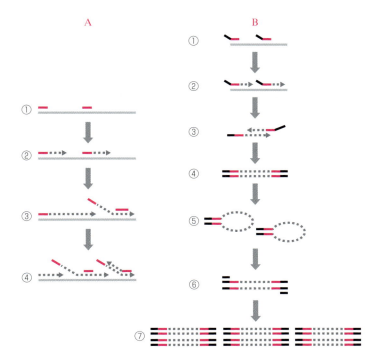

図2 全ゲノム増幅法
A：MDA法による全ゲノム増幅
①ランダムプライマーがアニーリング．②等温で新生鎖を合成する．③先方のプライマー箇所にあたると，鎖置換反応しながら合成を続ける．④剥がれた鎖にランダムプライマーがDNAにアニーリングし，合成する．赤線はランダムプライマー，点線の矢印はDNA合成を示す．
B：hybrid法による全ゲノム増幅
① 5'側にユニーク配列をもつプライマーがアニーリング．②新生鎖を合成する．③先方のプライマー箇所にあたると，鎖置換反応しながら合成を続ける．④両側にユニーク配列をもつ断片が合成される．⑤さらなる増幅を防ぐために，ユニーク配列間でアニーリングする．⑥ユニーク配列の相補鎖のプライマーで増幅する．①～⑤がpre amplificationのステップ，⑥，⑦がamplificationのステップに該当する．赤線はプライマー，黒線はプライマー5'側のユニークな配列，点線の矢印はDNA合成を示す．

PGT-SRとしてのCGH

　CGH（comparative genomic hybridization）は後述のアレイCGHと区別するために，metaphase CGH（mCGH）ともいわれ，生検した細胞から全ゲノム増幅したターゲットDNAと，同様に全ゲノム増幅したリファレンスDNAをそれぞれ異なる蛍光色素で標識し，正常核型をもつ体細胞分裂中期染色体とハイブリダイズする．相対的な蛍光強度の増減を顕微鏡下で画像として保存し，数値化してコピー数の増減を決定する．この手法によるPGT-Aの結果，移植率に改善がみられ，また流産率の減少にも寄与した[8]．しかし，Bulk DNAを鋳型にしたCGHでさえ，コピー数異常の検出感度は10～20Mbpほどしかなく[9]（図1），さらにPGT-SRでは全ゲノム増幅を経たDNAを用いてCGHを行うため，PGT-Aのように染色体本数の検出は可能ではあるが，PGT-SRのように微細な構造異常を検出するための解像度を得るのは困難であった．またCGHによる解析は1症例ごとの解析に時間がかかることや，解析技術を要することから，解析手法は次第にデジタルで大量検体の解析が可能なCGHアレイへと推移した．

PGT-SR としてのマイクロアレイ

　マイクロアレイ染色体解析は，DNAを蛍光標識したあと，基盤上に配置固定したプローブにハイブリダイゼーションし，スキャナーで蛍光強度を読み，染色体コピー数を推測する技術で(図3-A)，G分染法の解像度が10Mbpほどであるのに対し，現行のマイクロアレイによる染色体解析は，100kbp以下の微細な染色体コピー数異常を正確に検出することができる(図1)．また当初は200kbpほどのサイズをもつBACプローブが用いられていたが，現在では数十塩基のオリゴDNAプローブに変遷し，その結果，大量のプローブをスライドに配置することが可能となり，高密度プローブによる高解像度なアレイ解析が可能となった．さらにSNPアレイではコピー数異常と同時に遺伝子型の解析も可能になり，低頻度のモザイク型染色体異常や片親性ダイソミーによるloss of heterozygosityの検出も可能となった(図3-B)．マイクロアレイ染色体解析は染色体の構造は見ず，コピー数の変動を見る技術であり，G分染法のように均衡型の構造異常の検出はできないが，検査に熟練した技術の必要性はなく，短時間で結果を得ることができることから，マイクロアレイ染色体解析は有用な診断ツールとして用いられている．マイクロアレイ染色体解析はPGT-AやPGT-SRにも広く普及しており，本項ではPGT-AやPGT-SRの解析に，最も普及したBACプローブを用いたアレイCGHについて述べる．

　プローブサイズの大きいBACアレイでは，設計できるプローブ数に限界があり，解像度の高いアレイを設計することができず，またシグナル比の問題もあり，現在ではオリゴDNAプローブを用いたアレイCGHやSNPアレイによる染色体検査が主流となっている．しかし，PGTでは，テンプレートDNAとして生検したわずかな細胞を用いて行うため，マイクロアレイ解析の前にWGAによるDNAの増幅が必要となる．WGAによる増幅バイアスがゲノム全体に見られるが，アレイCGHでは，偏りを補正するために同様の手法で増幅したリファレンスDNAを用いることで，偏りを軽減することができる．さらに，オリゴDNAプローブを用いたアレイCGHでは，WGAで増幅されなかった領域に設計したプローブではシグナルが得られないが，100kbp以上のプローブ長をもつBACアレイでは，WGA後のDNAであっても，シグナルを得られないプローブがなく，さらにWGAによって発生した増幅バイアスをプローブ内で相殺できる．そのため，旧来のBACプローブを用いたアレイCGHが，PGTの染色体解析法に適しており，2010年頃から急速に普及し，近年の大規模なランダム化比較試験などにもこの手法が用いられた[10]．

　しかし，PGT-AやPGT-SRにBACプローブを用いたアレイCGHが用いられた期間は短かった．その原因として，BACプローブを用いたアレイCGHはシグナル比が低くノイズとコピー数異常の判定の区別に苦慮すること[11]，アレイに拡張性がないことである．そのためシグナル比の高いNGSの登場に伴い，アレイCGHによる解析は減少し，現在では販売も終了している．

　またSNPアレイを用いたPGTは，Illumina社からカリオマッピング(Karyomapping)システムが販売されている．Karyomappingについては宮井俊輔先生の項目で詳細に述べられているため，本項で詳細は割愛するが，ハプロタイプを決定することを目的としたPGT-Mの解析手法として使用されている．

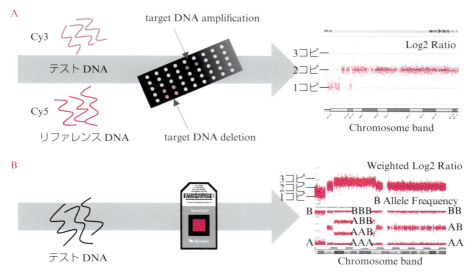

図3 マイクロアレイによる染色体解析
A：アレイCGHによる染色体解析
アレイCGHでは、テストDNAとリファレンスDNAをそれぞれCy5とC3にラベルし、混合する。標識されたミックスDNAをハイブリダイゼーションし、アレイスキャナーでスキャンし、シグナルを解析する。Log2 Ratioによってコピー数を判定する。
B：SNPアレイによる染色体解析
SNPアレイでは、テストDNAを断片化した後、アダプター付加、PCRを行い、ハイブリダイゼーションする。コピー数の変動や遺伝子型をコンピュータ的に解析する。Weighted Log2 Ratioからはコピー数をB Allele frequencyからは遺伝子型を判定する。
© 2016 DBCLS 統合TV / CC-BY-4.0

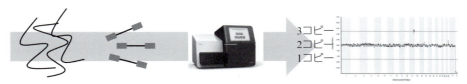

図4 NGSによる染色体解析
NGSでは、全ゲノム増幅したDNAの両端にアダプターを付加し、浅いカバレッジで全ゲノムシークエンスする。染色体コピー数は各Window、もしくはTileに含まれるリード数を算出し決定する。

PGT-SRとしてのNGS

　現在最も普及しているPGT-SRの染色体解析手法として、NGSにより全ゲノムを浅くシークエンスする方法が用いられている。シークエンスの本来の機能は塩基配列を解読することではあるが、この方法では染色体コピー数を解析することを目的としており、遺伝子変異の解読に十分なデータ量を取得しないため、全ゲノムの塩基配列の情報を得ることはできない。本項では、Illumina社のVeriSeqとThermo Fisher Scientific社のReproSeqを例にして説明する。

　VeriSeqの手法は、生検した細胞をPicoPLEXにより全ゲノム増幅し、NGS解析に十分なDNA量が得られたら、全ゲノム増幅したDNAの両端にシークエンス用のアダプターを付加する。サンプル調製後MiSeq NGSシステムで1サンプルあたり100万リードを目安に全ゲノムシークエンスする（図4）。シークエンスの長さはわずか36bpであり、1サンプルあたりのデータ量は100万リー

ド×36bp=36Mbpとなり，ヒトゲノムが3.3Gbpとすると，わずか×0.1のカバレッジで全ゲノムシークエンスしているため，塩基配列を決定することはできない．得られたシークエンスリードをヒトゲノムリファレンス配列にマッピングし，設定した1MbpのWindowに含まれるリード数をカウントする．次にその領域のGC含量と，WGAの増幅バイアスで補正したあと，中央値を2コピーと判定する．

ReproSeqの手法は，PicoPLEXの後継品であるPicoPLEX DNA-seqによる全ゲノム増幅を行う．WGA時にシークエンス用のアダプターが付加されるため，WGA後にNGS用にサンプル調製を行う必要はなく，直接シークエンスすることができる．1サンプルあたり20万リードを目安に全ゲノムシークエンスする．得られたシークエンスリードをヒトゲノムリファレンス配列にマッピングし，目的に応じて設定した0.5，1，2MbpのTileに含まれるリード数をカウントし，リファレンスデータと比較しコピー数を算出する．VeriSeqと比較しReproSeqではTile幅や染色体異常の判定基準など設定の自由度が高く，目的に応じた解析が可能となっている．

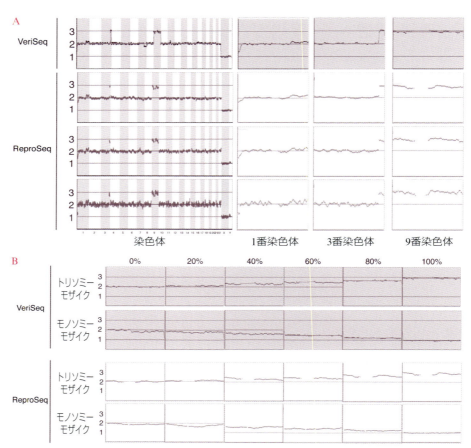

図5 NGS染色体解析の解像度と感度の比較解析
A：解像度の実験
1番染色体に6MbpのコピーLoss，3番染色体に15.5MbpのコピーGainをもつ不均衡転座と，9番染色体のトリソミーの47,XY,der(1)t(1;3)(p36.3;q26.3),+9の核型をもつ症例の検出感度について比較解析した．横軸が1-22,X,Y染色体を示し，縦軸にコピー数を示した．ReproSeqではTile幅を上段から2，1，0.5Mbpに設定した．
B：感度の実験
47,XY,der(1)t(1;3)(p36.3;q26.3),+9と46,XXのDNAを一定の割合で混合し，モザイク異常の検出感度を測定した．トリソミーモザイクについては，9番染色体を，モノソミーモザイクについてはX染色体を示した．

NGSによって得られたデータの解釈について

ⓐ解像度について

　不均衡転座の核型をもつ症例のDNAを用いて，擬似PGT-SRを行なった結果を図5に示した．VeriSeqでは20Mbpまでのコピー数異常の検出は保証されているが，今回の解析では，3番染色体の15.5Mbpのコピー数Gainは明確に判定した（図5-A）．一方で1番染色体の6Mbpのコピー数Lossの判定は注視する必要がある．また他症例の解析では，領域によっては5Mbpほどの微細なコピー数異常を検出した．ReproSeqではTile幅が調整可能のため，デフォルトの2MbpのTile幅で3番染色体の15.5Mbpのコピー数Gainは明確に判定した．またTile幅を小さくすることで，ノイズが高くなり偽陽性が起こりやすくなるが，今回の解析ではTile幅を0.5Mbpにすることで1番染色体の6Mbpのコピー数Lossを検出した（図5-A）．

　それでもなお，染色体転座の切断点が末端付近に位置する場合，転座由来の不均衡転座を正確に検出できない可能性も存在する．そのような誤診を防ぐためにも，比較対象としてポジティブコントロールとネガティブコントロールを用意することが好ましい．PGT-SRにおけるポジティブコントロールとしては，流産物や家系内の不均衡型の構造異常をもつ症例を用いることができる．ポジティブコントロールを設定することで，PGT-SR実施時に不均衡型構造異常の検出不能による，偽陰性を避けることができる．一方PGT-SRにおけるネガティブコントロールとしては，WGA時に細胞やDNAを含まないチューブを別途用意して，受精卵検体と同時に反応する．WGAは非常に感度の高い増幅反応のため，何らかのコンタミネーションによりネガティブコントロールからも増幅が観察された場合に，受精卵検体のチューブから増幅したDNAの由来をコンタミネーションによるものか疑う必要がある．

　上記のようにPGT-SRにおいてポジティブコントロールとネガティブコントロールの設定は，正確な診断を実施するうえで非常に重要な意義をもつ．症例によってはポジティブコントロールが用意できない場合も考えられるが，その場合においても，均衡型構造異常保因者の核型から不均衡領域を予想し，準備しておくことが精度高いPGT-SRを実施する上で不可欠である．

ⓑ感度について

　正常核型のDNAと染色体異常をもつDNAを，一定の割合で混ぜたモザイク異常をもつサンプルを用いて解析を行いモザイク異常の検出感度を測定した．両解析プラットフォームともに20%のモザイク異常ではノイズとの判別が困難であったが，40%以上のモザイク異常からは明確に判定することができた（図5-B）．近年はシグナル比の高いNGSによる解析の普及に伴い，受精後の初期胚に発生するモザイク染色体異常の存在が明らかとなったが，モザイク異常の核型をもつ胚の移植結果，健常児の出生の報告もあり，正常細胞と異常細胞が混在するモザイク異常の解釈や移植の可否について，議論は続いている[12]．PGDIS（preimplantation genetic diagnosis international society），そしてCoGEN（controversies in preconception, preimplantation and prenatal genetic diagnosis）からモザイク異常をもつ胚の移植について見解を示しており，要約したものを表1に示した[13,14]．今後，わが国においてもPGT-AやPGT-SRにおいて，実績に基づいたデータから解析基準の設定が必要になるだろう．

表1 モザイク染色体異常をもつ胚の解釈や移植について PGDIS と CoGEN の見解の要約

1. 生検細胞は5細胞を目安にして，胚のダメージを最小限にする．
2. 移植胚は正常胚を最優先にし，染色体異常（モザイク率70％以上）をもつ胚は移植には用いない．正常胚が得られない場合，次のIVFサイクルを提案する．
3. 正常胚が得られず，さらに次のIVFサイクルに進めることができない場合に，モザイク異常をもつ胚の移植を考慮する．
4. 移植実施前に臨床遺伝専門医や認定遺伝カウンセラーによる適切な遺伝カウンセリングを行い，トラブルを避けるためにも同意書にサインしていただく．
5. モザイク異常をもつ胚の移植では，モザイク率の高い胚（モザイク率40-70％）よりも，モザイク率の低い胚（モザイク率20-40％）を優先する．また複数の染色体でモザイク異常が見られる場合，移植は推奨しない．
6. モザイク染色体異常をもつ胚の移植優先度について，優先順位は下記の特定の染色体異常に基づいて選択する．
    a. 13，18，21，22番染色体のモザイクトリソミーをもつ胚は，出生に至るケースもあるため，移植優先度は最も低い．
    b. 14，15番染色体のモザイクトリソミーをもつ胚は，UPDによる疾患の可能性があるため移植優先度は低い．
    c. 2，7，16番染色体のモザイクトリソミーをもつ胚は，子宮内発育遅延が見られるため，移植優先度は低い．
    d. 1，3，4，5，6，8，9，10，11，12，17，19，20染色体でモザイクトリソミーをもつ胚は，前述の症状をもつという報告はない．
    e. モザイクモノソミーが見られた場合，同一胚中にモザイクトリソミーをもつ細胞も胚に含まれている可能性があるため，モザイクモノソミーをもつ胚の移植は，モザイクトリソミーをもつ胚の移植と同様の影響があることを考慮する．
7. モザイク染色体異常をもつ胚を移植し，妊娠成立した場合には出生前診断を受ける．その際に絨毛検査ではモザイク染色体異常が残存している可能性があるため，羊水検査を行う．

NGS の問題点

NGSによる解析は，コピー数を算出するという手法上，3倍体や4倍体などの倍数体の検出を不得意としており，NGSによるPGTの染色体解析は完全ではなく，それぞれの論文ごとに幅はあるが，NGSによるPGT-Aのランダム化試験の結果，妊娠率は50％に過ぎない[15]．しかし，その中でも不均衡転座の核型をもつ胚の移植を避け，流産率を減少させるという意味では効果的な方法であり，パートナーのどちらかに染色体構造異常をもち，不妊不育で悩んでいる方にとって，PGT-SRは大きな福音であることは間違いない．

PGT-SR，当研究室での運用

筆者らの研究室では，ARTクリニックからPGT-SRの依頼を受け，これまでにNGSを用いて多くの症例の解析を経験してきた．多施設から依頼された胚の解析を経験するうちに，解析結果の質には施設ごとに差があることに気づいた．これまでの経験から，PGT-SRにおいて，よい結果を得るための留意事項を**表2**に示した．

また解析施設には，WGAとNGSのスペースの確保が必要となる．筆者の研究室では部屋をPre-PCRとPost-PCRに分けており，以前はPre-PCRエリアでWGAを行なっていた．しかしそのような部屋であっても，ゲノムDNAを抽出するなど，様々な実験を行なっているためコンタミ

Part.2 着床前診断の技術と展開

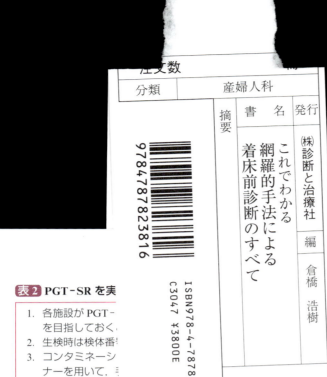

表2 PGT-SRを実[施する際の注意点]

1. 各施設がPGT-[...]
   を目指しておく[...]
2. 生検時は検体番[号を...確]認する.
3. コンタミネーシ[ョン...]行い，チューブの開閉はオープ
   ナーを用いて，[...]しは避ける.
4. WGAの反応液中[...]した細胞は顕微鏡でチューブの
   底に入っているこ[...]ように注意する.
5. 生検後，チュー[ブ...]年以上の長期間の保管でも解
   析の質に影響は[...]
6. 細胞が融解されると，発送中の振動により細胞が飛散し，チューブの壁面に付着する恐れが
   あるため，冷凍で発送する.
7. 断片化DNAを鋳型にして解析を行うとノイズが高くなる傾向にあるため，アポトーシスを
   起こしている細胞の生検は避ける.
8. 割球生検よりTE生検の方が侵襲性が低いとされ，現在では生検は胚盤胞期におけるTE部位
   の生検が一般的に用いられている[16]．また**表1**の見解では，NGSによるモザイク異常の検出
   感度から5細胞の生検が目安とされており，染色体解析の観点からも，複数細胞を鋳型にし
   た解析の方が良好な結果が得られやすいことから，TE生検を推奨する.

ネーションのリスクが高いと判断し，現在では，WGA専用の隔離された部屋を設けて行なっている．NGSは解析部屋を別途用意し，温度や湿度は年中一定になるよう配慮している．PGTを行うために必要な人材として，NGSを操作できる人員，染色体解析の結果を正確に解釈できる人員，患者に結果を正確に伝えることのできる臨床遺伝専門医，もしくは認定遺伝カウンセラーなどの人材が必要となる．解析施設として体制が整った後は，検査経験のある臨床検査技師監修のもと，検体の受け取りから検査結果の報告まですべての手順の標準手順書を作成した．全行程でコントロールサンプルを用意し，ダブルチェックの体制を設け，各行程の結果の記録を取り，人為的なエラーの発生を極力減らせる努力をしている．

おわりに

　PGT-SRの解析技術はPGT-Aの技術とほぼ同じものを使用しており，プロトコルも確立されている．しかしPGT-AとはなりPGT-SRはRobertson型転座やt(11;22)(q23;q11)転座を除くと，すべて散発性の症例になり，症例ごとにサイズの異なるコピー数異常の検出が求められていることを念頭におき，解析を行う必要がある．解析の精度管理を考慮すると，症例ごとに異なる手法を用いるのではなく，可能な限りどの症例も同一の方法で解析できるよう，最適なプロトコルを選択したい．また近年では，生殖分野の遺伝子・染色体検査に関連する新しい製品が続々と登場している．筆者らの研究室では，新しくリリースされた製品がこれまで使用していた製品と同等以上の結果が得られるか比較検討実験を行い，常に最善のプロトコルを模索している．

　筆者らはPGTの解析施設として2014年より運用をはじめたが，上記のように考えられる限りの体制を整えていたとしても，WGAにより増幅がみられるまでは失敗が許されず，またサンプルの取り違えなどは大問題になるため，常に緊張感をもちながら検査を行っている．筆者らが検査を行った症例について，移植不成功や流産の報告を聞けば無力感に打ちひしがれ，妊娠や出産の報告を聞くたびに一喜一憂している．染色体構造異常保因者であるために悩みをもつ夫婦，カップルに

対して，PGT-SR が光明を見出すこと〔...〕

■文献

1) 日本産科婦人科学会：「着床前診断」に関〔...〕
   http://www.jsog.or.jp/modules/statement/ind〔...〕
2) Treff NR, et al.：SNP microarray-based 24〔...〕more consistent than FISH. *Mol Hum Reprod* **16**：583-589, 2010
3) Mastenbroek S, et al.：Preimplantation gen〔...〕lysis of RCTs. *Hum Reprod Update* **17**：454-466, 2011
4) Handyside AH, et al.：Biopsy of human pr〔...〕ication. *Lancet* **1**：347-349, 1989
5) Dean FB, et al.：Rapid amplification of plas〔...〕and multiply-primed rolling circle amplification. *Genome Res* **11**：1095-〔...〕
6) Dean FB, et al.：Comprehensive human gen〔...〕lification. *Proc Natl Acad Sci USA* **99**：5261-5266, 2001
7) Zong C, et al.：Genome-wide detection of〔...〕a single human cell. *Science* **338**：1622-1666, 2012
8) Sher G, et al.：Genetic analysis of human em〔...〕ation (mCGH) improves efficiency of IVF by increasing embryo implanta〔...〕ntaneous miscarriages. *Fertil Steril* **92**：1886-1894, 2009
9) Weiss MM, et al.：Comparative genomic hyb〔...〕
10) Rubio C, et al.：In vitro fertilization with p〔...〕advanced maternal age：a randomized, controlled study. *Fertil Steril* **10**〔...〕
11) Ou Z, et al.：Bacterial artificial chromosome emulation oligonucleotide arrays for targeted clinical array-comparative genomic hybridization analyses. *Genet Med* **10**：278-289, 2008
12) Greco E, et al.：Healthy babies after intrauterine transfer of mosaic aneuploid blastocysts. *N Engl J Med* **373**：2089-2090, 2015
13) PGDIS Position Statement on chromosome mosaicism and preimplantation aneuploidy testing at the blastocyst stage
    http://www.pgdis.org/docs/newsletter_071816.html
14) COGEN Position Statement on chromosomal mosaicism detected in preimplantation blastocyst biopsies
    https://ivf-worldwide.com/cogen/general/cogen-statement.html
15) Munne S, et al.：Global multicenter randomized controlled trial comparing single embryo transfer with embryo selected by preimplantation genetic screening using next-generation sequencing versus morphologic assessment. *Fertil Steril* **108**：e19, 2017
16) Scott RT Jr, et al.：Cleavage-stage biopsy significantly impairs human embryonic implantation potential while blastocyst biopsy does not：a randomized and paired clinical trial. *Fertil Steril* **100**：624-630, 2013

全ゲノム増幅法の開発

　全ゲノム増幅法（whole genome amplification：WGA）は「Part.2　着床前診断の技術と展開②網羅的手法によるPGT-SR」に詳述したように，現在ではMDA（multiple displacement amplification）法とhybrid法によるWGAが主流となって使用されている．これらの手法についても各試薬メーカーから製品として登場後，何度も改良されており，その結果，増幅効率や，ゲノムカバー率，増幅の均一性などが改善されている．

　例えばMDA法では，近年，従来のMDA法を改良した手法として，Expedeon社からTruePrime WGA Kitという製品がリリースされた．この手法は従来のMDA法に用いられるランダムプライマーは用いず，DNA primaseがDNAに結合，合成する．DNA primaseによる短い合成の後にDNA primaseからPhi29 DNAポリメラーゼに置き換わり，合成を開始する[1]．DNA primaseが変性一本鎖DNAにのみ結合することから，外来由来DNAのコンタミネーションによる非特異的増幅を抑えることができる．また従来のMDA法も発売当初と比較して，酵素の改良により，ゲノムカバー率は維持したまま，反応時間を短縮でき，その結果，増幅の偏りを抑えることができるようになった．

　hybrid法では，タカラバイオ社のSMARTer PicoPLEX WGA KitはSMARTer PicoPLEX DNA-seq Kitとなり，WGA反応中にNGS（next generation sequencer）用のアダプター配列やインデックス配列が付加されるプライマーに変更された．その結果，WGA後のNGS用のサンプル調整の行程を省くことができ，時間の短縮やサンプル取り違いのリスクを軽減することができる．さらに，より改良されたSMARTer® PicoPLEX® Gold Single Cell DNA-Seq Kitがリリースされ，反応条件の最適化，酵素の改良によりゲノムカバー率や増幅の均一性が改善されている．

　さらに近年では，これまでの増幅法とは概念の異なる新しい手法として，LIANTIという手法が開発された[2]．LIANTIはトランスポソームによりT7プロモーター配列をゲノムDNAに挿入した後，RNAポリメラーゼによりRNA鎖を合成し，逆転写して全ゲノム増幅する．LIANTIはリニア増幅するため，増幅の偏りを抑えることができ，さらに高いゲノムカバー率をもつため，遺伝子解析と染色体解析を同時に行う手法として期待されている．

　また現在の分子生物学的技術では，生検した細胞をWGAを経ずに，全ゲノムシークエンスによる染色体解析するプロトコルもみられる[3]．解析技術も，Pacific Biosciences社やOxford Nanopore Technologies社などから1分子DNAシークエンス技術も開発，実用化されている．近い将来，single cellの遺伝子解析や染色体解析においてもWGAのステップが不要になるかもしれない．

■文　献

1) Li Y, et al.：Primase-based whole genome amplification. *Nucleic Acids Res* **36**：e79, 2008
2) Chen C, et al.：Single-cell whole-genome analyses by Linear Amplification via Transposon Insertion（LIANTI）. *Science* **356**：189-194, 2017
3) Zahn H, et al.：Scalable whole-genome single-cell library preparation without preamplification. *Nat Methods* **14**：167-173, 2017

〔加藤武馬〕

Part.2
3. 単一遺伝子疾患に対する着床前遺伝学的検査の実際

宮井俊輔

point

- □ 精度の高いPGT-Mを実施するためには，最適な全ゲノム増幅の技術や条件を用いて十分なDNAを得ることに加え，病的バリアントを直接検出する検査（PGT-M直接法）と連鎖解析による検査（PGT-M間接法）を併用することがストラテジーとして重要な点である．
- □ PGT-M直接法は，個々の症例ごとに病的バリアントが異なるため，テーラーメイドの解析方法を確立する場合がある．
- □ PGT-M間接法では，家系内の罹患者の検体などを入手し，SNVやSTRをマーカーとして用いたハプロタイプ家系図を構築する必要がある．可能な限り多くのマーカーを解析することが誤診のリスクを低減することにつながる．
- □ 本稿では，検査ラボの運用，実施前の妥当性検証，実際の検査プロセス，そして実施後の検証などについて，その実際や推奨事項を概説する．

はじめに

　単一遺伝子疾患に対する着床前遺伝学的検査（preimplantation genetic testing for monogenic/single gene defects：PGT-M）は，重篤な遺伝性疾患の患者が集積する家系に対して，その病的バリアントが次世代へ伝播することを予防するために開発された．これは体外受精で発生した胚から細胞（極体，割球，胚盤胞の栄養外胚葉細胞）を採取して遺伝学的解析をすることで，胚の遺伝学的状態を検査する技術である．当初，X連鎖性疾患を対象として，女児の胚を選択するための性別診断として開発されたが，その後は責任遺伝子の病的バリアントを解析することが一般的となり，すべての単一遺伝子疾患が対象となった．現在は，新しい技術の導入により解析が安定してきたこともあり，欧米を中心にPGT-Mは確立された医療サービスとして提供されている．

　しかし，PGT-Mは臨床検査と位置づけされることについてはまだ精度確保に課題があり，ほかの臨床診断検査と比較して標準化も進んでいない．また，PGT-Mは国や地域ごとの倫理的・社会的な課題に応じて発展してきた．その点などをふまえ，わが国では着床前診断を特別な医療行為として位置づけ，日本産科婦人科学会による実施施設と症例の認可制度と全例報告義務という規制の下で実施されている．

　PGT-Mの解析について，高度な技術や高額な機器を要することから，解析を外部機関に委託するケースが増えている．しかし，わが国における規制において，解析結果の取り扱いや解釈については，解析施設ではなく着床前診断実施施設の医療者に多くの責任がゆだねられている．そのため，PGT-Mについて，解析機関やクライエントと適切なコミュニケーションをとるためには，医療者自身がPGT-Mの解析手法や結果解釈についてきちんと理解する必要がある．本項では，現在のPGT-Mの解析手法および検査ラボの運用について概説する．

PGT-Mのストラテジー

　PGTの解析では，遺伝子や染色体解析の前に生検した細胞を全ゲノム増幅し，その後の解析に十分なDNA量を得る必要がある．しかしPGTの最大の課題は希少細胞由来のわずかなDNAを解析するということであり，大量のDNAを用いて解析する場合とは異なり，増幅不良やコンタミネーションのリスクが高い．増幅不良によるアレルドロップアウト（allelic dropout：ADO）やコンタミネーションは誤診断や判定不能につながる．これらのリスクを低減させるために，①近年技術開発がなされ，増幅効率や安定性が向上した全ゲノム増幅法（whole genome amplification：WGA）を用いて解析に十分なDNAを得ること，②責任遺伝子の病的バリアントを直接解析する検査（直接法）と，可能な限り多くのマーカーを用いた連鎖解析による検査（間接法）を併用すること，がPGT-Mのストラテジーとして重要な点である[1,2]．

PGT-Mのための全ゲノム増幅法（WGA）

　WGAの技術が確立されていない頃のPGT-Mでは，生検で得た細胞を溶解し，直接PCR（polymerase chain reaction）増幅試薬を追加して，増幅の有無や増幅サイズから判定していた．この方法は失敗の許されない1度限りの解析であるうえに，細胞溶解するための溶液がPCR反応を阻害することによる増幅不良など，様々な課題が存在した．また複数箇所のPCRが必要となる際，より難易度の高い複数箇所を同時増幅するmultiplex PCRの系を確立する必要があり，実施前の準備に多大な労力を要するうえに，高い安定性と信頼性を得るのが困難であった．

　2000年頃に登場したWGA技術はPGT-Mをより一般的にした．極体や割球，胚盤胞の栄養外胚葉細胞生検から得た，わずかなDNAしかない場合においてでも，WGAにより次の遺伝学的解析に十分なDNA量を得ることができる．このPGT-Mに用いられるWGAの特徴としては，着床前染色体解析〔PGT-A（preimplantation genetic testing for aneuploidy）やPGT-SR（preimplantation genetic testing for structural rearrangement）〕に要求される増幅の均一性よりも，全ゲノムを広範囲に増幅して増幅不良の箇所を最小限にすることが求められる[3]．そのような条件に合致したWGA法としてはMDA（multiple displacement amplification）法が最適で，現時点ではPEP（primer extension preamplification）法やDOP-PCR（degenerate oligonucleotide primed PCR）法より，高い増幅率と低い増幅バイアスが報告されている[4,5]．この方法はphi29 DNAポリメラーゼを用いたDNA合成で，ランダムプライマーがアニールした領域からDNAを合成し，合成する先に二本鎖DNAが存在すると，二本鎖をほどきながら新生鎖の合成を続ける．増幅されたDNA長は平均10kbを超え，数細胞由来のpgオーダーのDNAからμgオーダーまで増幅することができる．なおMDA法によるWGA試薬がGE Healthcare社やQIAGEN社から販売されている．

アレルドロップアウト（ADO）

　MDA法を用いたWGAを行えば，血液由来のBulk DNAを鋳型にした解析と同様のクオリティの遺伝学解析が行えるわけではないことに注意する必要がある．WGAができていない領域が存在し，片アレルのみしか増幅されていないADOが散見されることに注意して解析する必要がある．

表1 REPLI-g にて全ゲノム増幅した検体の SNV アレイによる評価

	血液由来 Bulk DNA		1 細胞		5 細胞		TE 生検	
no call	1,739	0.6%	42,579	14.5%	11,821	4.0%	36,236	12.3%
AA	97,021	32.9%	96,401	32.7%	95,970	32.6%	109,003	37.0%
AB	78,926	26.8%	33,921	11.5%	70,400	23.9%	58,037	19.7%
BB	112,087	38.0%	116,873	39.7%	111,582	37.9%	127,563	43.3%
call rate		99.4%		85.5%		96.0%		87.7%

SNV アレイを用いて，全ゲノム網羅的に SNV タイピングによりアレル差異を解析し，AA，AB，BB それぞれの遺伝子型の割合を算出し，検体の品質を評価した．
解析可能な SNV の割合(call rate)は，血液由来 Bulk DNA の 99.4% と比較して，1 細胞由来の WGA 産物では 85.5% と大幅に減少し，5 細胞由来では 96.0% と若干の減少が認められた．また，同様に AB の遺伝子型の割合も，血液由来 Bulk DNA の 26.8% と比較して，1 細胞由来の WGA 産物では 11.5%，5 細胞由来では 23.9% と低下する傾向を認めた．この結果から 5 細胞由来の WGA 産物だとしても，SNV アレイでは Bulk DNA と同等の品質の結果が得られないと考えられた．さらに生検した TE 細胞を用いて SNV アレイを実施すると，call rate や AB 遺伝子型の割合は低下し(それぞれ 87.7% と 19.7%)，生検した細胞の質に大きく影響することを経験した．

WGA におけるゲノムカバー率や ADO 率などは多くの論文に記載されているが[3,6]，ここでは筆者たちの研究室の結果を報告したい．筆者たちの研究室では ADO 率を測定するために，リンパ球細胞 1 細胞，および 5 細胞を用いて QIAGEN 社の REPLI-g によって WGA を実施した．WGA した DNA を鋳型として PCR(10 か所，増幅サイズ < 500bp)を行い，増幅産物が得られるか確認した．次に SNV アレイ(single nucleotide variant array)を用いて AA，AB，BB の遺伝子型の割合を算出し，その結果から ADO 率を測定した(**表1**)．

結果として，5 細胞由来の WGA 産物は 10 か所すべての細胞で良好な増幅が得られる一方，1 細胞由来の WGA 産物は 1 か所で増幅不良がみられた．この結果から，1 細胞由来の WGA では ADO を起こす可能性があり，5 細胞由来であれば Bulk DNA とある程度同等の結果が得られる可能性があることが推測された．実際，筆者たちの研究室における TE 生検により得た約 5 細胞を用いた PGT-M の ADO 率は約 4% であった．

なお，SNV アレイ解析では，1 細胞由来および 5 細胞由来の WGA 産物において，SNV の call rate は Bulk DNA と比較して減少し，AB の遺伝子型の割合が下がる結果となった．この結果から 5 細胞由来の WGA 産物だとしても，SNV アレイでは Bulk DNA と同等の Quality の結果が得られないと考えられた．さらに生検した TE 細胞を用いて SNV アレイを実施すると，call rate は生検した細胞の質に大きく影響することを経験した．筆者たちの研究室ではこれらの結果をふまえて，たとえ ADO が発生しても判定が可能なように，複数の異なる手法を用いて解析を行うことなどを義務づけている．

直接法

疾患の病的バリアントの有無を調べる直接法は，個々の症例ごとに病的バリアントが異なるため，胚生検サンプルを対象として PGT-M を実施する前に，テーラーメイドの解析方法を確立する必要がある．単一遺伝子疾患の病的バリアントには一塩基多型(single nucleotide variant：SNV)，DNA 塩基配列の挿入や欠失(small indel, large indel)，リピート配列の伸長や構造異常に伴う遺伝子の構造の変化などが知られている．責任遺伝子の病的バリアントの種類によって各種解析手法が異

表2 各種病的バリアントとその解析方法

病的バリアント	患者/保因者の解析方法	PGTにおける解析方法
点変異 小挿入，小欠失	Sangerシークエンス	Sangerシークエンス
重複 欠失	サザンブロッティング MLPA法 マイクロアレイ FISH法 リアルタイムPCR	重複/欠失特異的PCR
トリプレットリピート	サザンブロッティング TP-PCR	TP-PCR
染色体異常 （構造異常，数的異常）	核型解析 FISH法	FISH法 アレイCGH NGSによるCNV解析

責任遺伝子の病的バリアントの種類によって各種解析手法が異なる．WGA法で増幅した検体は定量的な解析に向いておらず，MLPA法やサザンブロッティングなどの解析がPGT-Mでは用いることができない．その代替法として，欠失/重複の切断点を同定し，病的バリアント特異的に増幅するPCRを確立して，直接法としてPGT-Mに用いている．

なっており，患者や保因者を対象とする方法とPGT-Mにおいて，各種病的バリアントとその検出方法について記載した（表2）．

例えば，副腎白質ジストロフィー（adrenoleukodystrophy：ALD）は多くの病的バリアントが点変異なので，直接法はおもにSangerシークエンス法で行うことになる．Duchenne型筋ジストロフィー（Duchenne muscular dystrophy：DMD）の病的バリアントは欠失変異である症例が多く，患者や保因者の解析においてはMLPA（multiplex ligation-dependent probe amplification）法が用いられる．しかし，MDA法によるWGAは定量的な解析に向いておらず，MLPA法やサザンブロッティングなどの解析がPGT-Mでは用いることができない．その代替法として，筆者たちの研究室では症例ごとに欠失/重複バリアント特異的に増幅するPCRを確立し，直接法としてPGT-Mに用いている（図1）．

なお，この場合，罹患アレルと野生型アレルおよびWGA失敗を区別することができなければならず，例えば，罹患アレルと増幅失敗が区別できないような，大きな欠失/挿入を有する症例において野生型アレルだけを増幅するのは推奨されない．つまり，X連鎖性疾患の場合，通常は患者の診断では欠失領域内の「PCR産物ができない」は診断的であるが，WGA産物のような特殊なサンプルの場合，「できない」を診断根拠とするのは危険であり，欠失や重複による再構成フラグメントを特異的に検出するPCRで，「PCR産物ができる」を診断とするほうが誤判定のリスクが少ない．なお，特異性を確実にするためにデータベース検索とSNVを考慮したプライマーを設計し，増幅サイズを350 bp以下にすることが望ましいとされ，PCRに使用する酵素がADOに影響することが報告されている[7]．

福山型先天性筋ジストロフィー（Fukuyama type congenital muscular dystrophy：FCMD）は，日本人集団ではFCMD遺伝子の3'UTRにおける挿入変異が多くみられるため，PGT-Mでは挿入変異特異的PCRを直接法として用いることになる．筋強直性ジストロフィー1型（myotonic dystrophy type 1：DM1）はDMPK遺伝子の非翻訳領域に存在するCTGくり返し配列の伸長によって発症するが，サザンブロッティングを用いることができないPGT-MではTP-PCR（triplet repeat primed PCR）[8]を

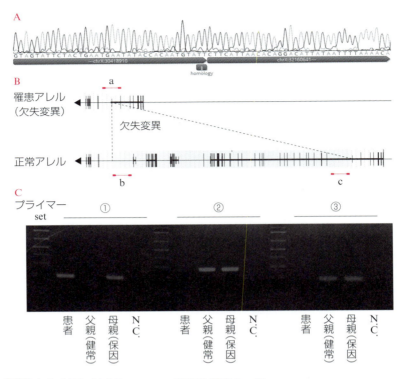

図1 欠失変異に対するPGT-M直接法構築の一例
A：患者や保因者のゲノムDNAを解析し，欠失の切断点を同定する．
B：切断点を挟むプライマーを設計し，欠失変異を特異的に増幅するPCRを構築する．また，欠失領域内を増幅するPCRも設計する．
C：構築した直接法の結果を示す．欠失変異特異的PCRは罹患アレルを有する患者と母親（保因）において増幅が認められる（①）．一方，欠失領域内のPCR（②および③）は，正常アレルを有する父親（健常）と母親（保因）で増幅が認められるが，正常アレルをもたない患者では増幅が認められない．
N.C.：ネガティブコントロール

直接法として実施することで，伸長リピートの有無を判定する（図2）．さらに，DM1においては，正常アレルのリピート数をPCR産物のサイズから算出し，正常アレルが遺伝継承したかを評価する解析も直接法として用いることができる場合がある．脊髄性筋萎縮症（spinal muscular atrophy：SMA）の病的バリアントの多くは*SMN1*遺伝子の欠失変異である．SMAのPGT-Mにおける直接法は，欠失特異的PCRではなく，*SMN1*遺伝子と*SMN2*遺伝子の5塩基の違いを指標としたSangerシークエンスを用いることで，*SMN1*遺伝子が欠失しているかを判定する．

間接法

両親からそれぞれ1本ずつ同じ染色体を受け継ぎ，1対の相同染色体が生成される．そのどちらか一方の染色体（ハプロイド）に存在するアレルの組み合わせをハプロタイプと呼称する．さらに現在は限定的な意味として，同一染色体上で統計学的にみて関連のある，つまり遺伝的に連鎖している多型〔塩基多型（SNV）やSTR（short tandem repeat）など〕の組み合わせをいうこともある．すなわち間接法とは，疾患の責任遺伝子の近傍に位置するマーカー（SNVやSTR）を用いて連鎖解析を行うことで，疾患の病的バリアントが遺伝継承されたかを間接的に検査することである．ただし，減

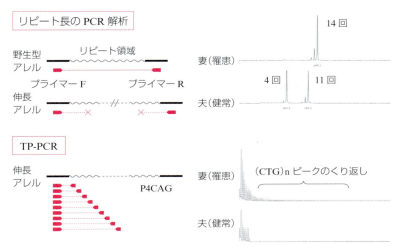

図2 トリプレットリピート病に対するPGT-M直接法

リピート領域を挟むPCRを実施し，野生型アレルであればその増幅産物のサイズからリピート数を判定する．PCRの結果，夫（健常）はリピート数4回と11回の野生型アレルをもつことが示された．妻（罹患）においては，伸長アレルはこのPCRでは増幅されないため，リピート数14回の野生型アレルのみ検出される．この野生型アレルのリピート数のピークを胚の検体で解析することで，野生型アレルが2本受け継がれたかを判定する．
TP-PCRでは，伸長アレルが存在すると，CTG認識プライマー（P4CAG）により，CTG配列に依存した様々なサイズのPCR産物が増幅される．このPCR産物を検出することで，伸長アレルの有無を判定する．

数分裂時の組み換えのリスクがあるため，対象となる病的バリアントに可能な限り近接するマーカーを利用することが望ましい．組み換えの危険性を減らすために，解析対象となる遺伝子の1Mb以内に位置する遺伝子外のマーカーを選定することが推奨されている．しかし，たとえ1cM間隔で〜1%以内の組み換えを示すことになっているとしても，組み換えのリスクは完全に除外することはできない[9]．よく用いられるマーカーはSTRであり，DNAのくり返し領域の反復数が個人によって異なることから，STRを含む領域のPCR増幅産物のサイズを調べることでハプロタイプを決定できる（図3）．

　PGT-MにおけるSTRを用いたハプロタイプ解析の実際を図に示す（図4）．対象となる遺伝子に近接するSTRマーカーと家系内の遺伝的状態（罹患，保因，非罹患）の情報から，どれが罹患ハプロタイプなのか，そしてどのSTRマーカーがinformativeなのか，PGT-Mを実施する前に検討し，間接法を確立しておかなければならない．そのために，クライエント夫婦に加え，家系内での罹患者の検体が必要となる．重篤な遺伝性疾患では短命のために罹患者がすでに亡くなっている場合など，家系内の罹患者の検体が入手できないケースがあるが，その場合，わが国特有の文化である保存されたへその緒などからDNA検体を得ることができる．実際，筆者たちの研究室では，30年以上前のへその緒から有効な情報を得られた経験がある．また直接法の結果から罹患と診断された胚を用いることや，父方に疾患が連鎖する症例の場合には1つの精子をハプロタイプ構築のために用いることができる．信頼性が高いハプロタイプ解析の構築には，連鎖解析に熟練した分子生物学者が必要なサンプルを決定するのが望ましいとされている．

　このハプロタイプ解析によるPGT-Mという概念により，病的バリアントを直接解析することが困難な場合（病的バリアントが同定されていない症例，大規模な欠失/挿入の場合で切断点が同定できない症例，増幅が困難なGCリッチ領域が存在する症例など）にもPGT-Mを適用できるよう

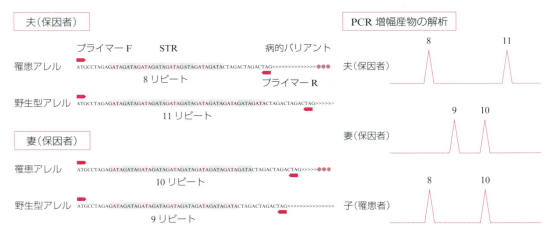

図3 STR を用いた連鎖解析
STR とよばれるマイクロサテライトマーカーは，特定の塩基のくり返し配列（一般的には 2～7 個が一組となった塩基のくり返し）を含む多型である．くり返し回数はアレル間で変化し得るので，1 つのマイクロサテライト座位にはくり返し回数の異なる多数のアレルが存在していることが多い．つまり罹患アレルと野生型アレルで STR のリピート数が異なる可能性が高く，病的バリアントと連鎖する STR のリピート数を解析することで，病的バリアントが遺伝継承したかを判定できる．
図において，夫（保因者）は罹患アレルの 8 リピートと野生型アレルの 11 リピートのヘテロ接合で，妻（保因者）は 9 リピートの野生型アレルと罹患アレル 10 リピートのヘテロ接合であるとする．STR を含む領域を PCR 増幅し，その産物のサイズをキャピラリー電気泳動解析すると，それぞれのリピート数に応じたサイズのピークが検出される．この夫婦の子を解析して，罹患アレルと連鎖する STR のピークが認められると，その子は罹患と判定できる．ただし，病的バリアントと STR の間で組み換えが生じる可能性があり，誤診につながるリスクがあることに注意する．

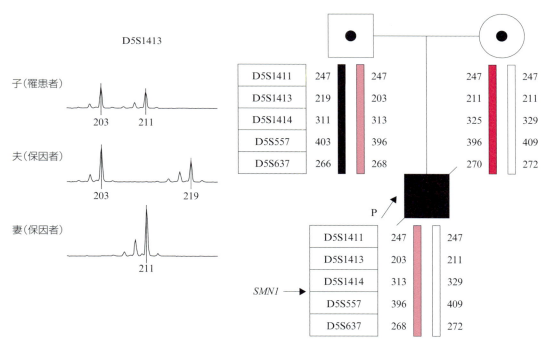

図4 PGT-M 間接法（STR を用いたハプロタイプ解析）の構築
脊髄性筋萎縮症（SMA）患者を児としてもつクライエント夫婦における，ハプロタイプ解析の事前セットアップを示す．SMA の責任遺伝子である *SMN1* に近接する 5 つの STR マーカー（D5S1411，D5S1413，D5S1414，D5S557，D5S637）を解析し，ハプロタイプ家系図を作成した．クライエント夫婦は *SMN1* の欠失変異を有する保因者であり，発端者である子は複合ヘテロ複合体として SMA を発症した．D5S1413 における児の 203 bp と 211 bp の PCR 産物はそれぞれ夫と妻から伝播した．夫婦の解析から 211 bp は母由来で，203 bp のは父由来の罹患アレルと確定できる．そのほかの STR マーカーについても同様の解析を行い，ハプロタイプ家系図を完成させた．
結果として，*SMN1* 遺伝子の上流 2 つと下流 2 つに位置する 4 つの STR マーカー（D5S1413，D5S1414，D5S557，D5S637）がインフォーマティブであり，これらを用いて両方の罹患ハプロイドが伝播しなければ移植可能胚と判定できる間接法を構築した．

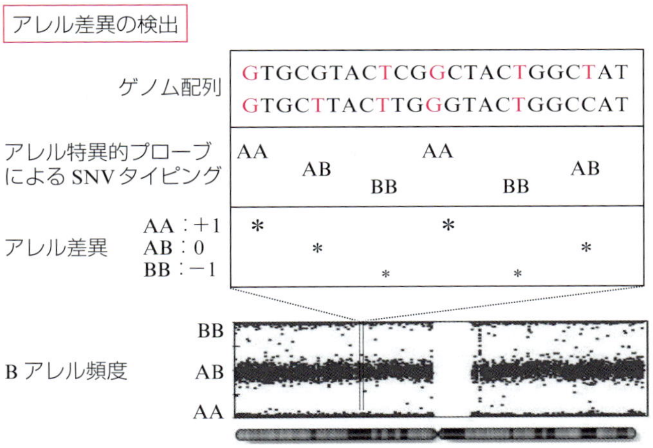

Part.2 着床前診断の技術と展開

アレル差異の検出						インフォーマティブなSNVの同定		

ゲノム配列: GTGCGTAC**T**CG**G**CTAC**T**GGC**T**AT / GTGC**T**TAC**T**GG**G**GTAC**T**GGCCAT

アレル特異的プローブによるSNVタイピング: AA, AB, AA, BB, BB, AB

アレル差異: AA:+1, AB:0, BB:−1

Bアレル頻度: BB, AB, AA

父	母	SNVから得られる情報
AA	AB	母のBアレルを識別
BB	AB	母のAアレルを識別
AB	BB	父のAアレルを識別
AB	AA	父のBアレルを識別
AB	AB	アレルの識別不可
AA	BB	アレルの識別不可
AA	AA	アレルの識別不可
BB	BB	アレルの識別不可
BB	AA	アレルの識別不可

図5 カリオマッピングにおけるアレル差異の検出とインフォーマティブなSNVの同定

SNVマイクロアレイのアレル特異的プローブによるSNVタイピングにより，全ゲノム網羅的にアレル差異を検出する．ゲノム配列上のSNV（赤字）に依存してプローブの結合が異なるため，AA，AB，BBのシグナルに分かれる．なお，このアレル差異および同様な方法で算出されるBアレル頻度を解析すると，染色体の数的異常を検出することもできる．
カリオマッピングにおいては，まず，アレル差異の検出から導き出された各SNVの遺伝子型（AA，AB，BB）を両親で比較し，アレルを識別できるインフォーマティブなSNV，つまり，どちらかの親がホモ（AAもしくはBB）でどちらかがヘテロ（AB）のSNVを決定する．このインフォーマティブなSNVをマーカーとしてハプロタイプ解析することで，病的バリアントが遺伝継承したかを判定する．

になった．そして，可能な限り多くのSTRマーカーを解析することが，ADOによる誤診のリスクを低減することができるという利点がある．例えば，疾患の原因となる遺伝子に近接する少なくとも2つのマーカーを解析することで，ADO（およそ5％と推定する）による誤診（すなわち罹患胚の移植）の危険性を最低限（<1％）に減らすことができる．そして，2つ以上のマーカーは検査の信頼性をより高め，つまり，病的バリアントの片側の1マーカーだけの分析は1つのマーカーが増幅しないときに「診断不能」をもたらすため，上流2つと下流2つのマーカーが望ましいとされている．

カリオマッピング（Karyomapping）

近年，PGT-Mの間接法としてカリオマッピングという手法が用いられ，海外では商業的に利用可能となっている．カリオマッピングはゲノムワイドなSNVアレイ解析による，SNVをマーカーとしたハプロイド解析である．STRマーカーによるハプロイド解析の課題は，患者ごとに条件（インフォーマティブなマーカーの検索，PCRプライマー設計や増幅条件）を設定する必要があり，その条件設定に時間を要することである．一方，カリオマッピングは，罹患ハプロタイプの情報を得るために両親と家系内の罹患者（もしくは保因者）のDNA検体を必要とする点は同様であるが，ゲノムを網羅的に解析するSNVアレイを用いるため，あらゆる疾患に対して普遍的な解析を可能としている．

カリオマッピングの解析について，まずはじめに両親のインフォーマティブ，つまり親のどちらかはホモ接合型（AAもしくはBB）でもう片方がヘテロ接合型（AB）であるSNVを決定する[10]（図5）．その後，決定したインフォーマティブSNVをリファレンス検体（家系内の罹患者もしくは保因者）と比較し，判定基準を確立する．各胚を同様にSNVアレイ解析し，インフォーマティブSNV

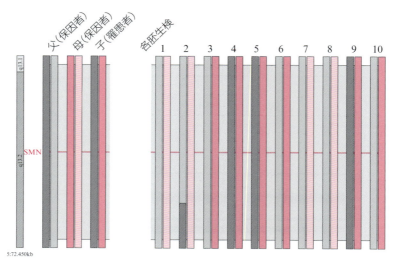

図 6 カリオマッピングを用いた PGT-M 間接法

脊髄性筋萎縮症(SMA)患者を児としてもつクライエント夫婦における，カリオマッピングによるPGT-M 解析の結果を示す．左は染色体バンドで，責任遺伝子である SMN の位置は横線で示される．
まず，父(保因者)と母(保因者)の解析からインフォーマティブな SNV が同定される．そして，同定されたインフォーマティブな SNV について，リファレンス検体〔本症例の場合は発端者である子(罹患者)〕と各胚生検サンプルの結果を比較することで，各検体がどの染色体を受け継いだかを決定し，上図のハプロブロックが作成される．なお，アレルドロップアウトにより SNV の遺伝型が変わることを加味して，key SNV と non-key SNV に分類して解析をしている．
カリオマッピングの結果から，罹患者と同じハプロタイプである胚生検 4，5，9 は移植不適合と判定される．なお，胚生検 2 は SMN の下流領域で組み換えが生じているのが観察されている．

を確立した判断基準と比較する．その結果がカリオマップという形で示され，ハプロタイプが表示される(図 6)．対象となる疾患が存在する染色体の遺伝子座のハプロブロックを各胚とリファレンス検体を比較することで，病的バリアントが存在するかを判定できる．

　カリオマッピングの利点は，症例ごとの条件設定が必要ないことに加え，STR よりも多くのインフォーマティブな SNV を解析するため ADO のリスクをより低減でき，信頼性が高いことがあげられる．カリオマッピングと従来法を比較した結果，カリオマッピングでは 99.6% で判定できた一方で，従来法では 96.8% であった[11]．なお，カリオマッピングと直接法の比較がなされたが(218 embryos from 44 IVF cycles)，カリオマッピングが直接法と同じ結果を示したのは 213/218 症例(97.7%)で，不一致の症例は近親婚の結果であった[12]．

　また，カリオマッピングはハプロブロックや SNV のシグナル(B アレル頻度)を解析することで，モノソミーや部分欠失を検出できる．そのため，当初，カリオマッピングは，単一遺伝子疾患の連鎖解析と染色体異常を同時に検出できるプラットフォームである可能性が考えられていた．しかし，トリソミーの検出にはまだ多くの課題があり，アレイ CGH(comparative genomic hybridization array)法や次世代シークエンサー(next generation sequencer：NGS)を用いた PGT-A/PGT-SR には及ばず，モザイク型の染色体数的異常などの判定は非常に困難とされている．実際，筆者たちの研究室の経験では，モノソミーであればヘテロの遺伝型を示すプローブ値がないためある程度は判定できるが，トリソミーの判定は困難であった．染色体数的異常を検出するという利点があまりないのであれば，すでに PGT-M が確立されている疾患では，カリオマッピングを用いる前に STR マーカー解析がなされるだろう．また，コストの問題があり，高額な解析機器や試薬を要するため，も

しラボがカリオマッピングを実施するには多大な事業コストがかかり，また解析費用も高額になると考えられる．

検査ラボの運用

　検査ラボは，PCR 増幅前の検体を取り扱う（pre-PCR）エリア，PCR 増幅後の検体を取り扱う（post-PCR）エリア，胚生検を実施するエリアを物理的に分離し，そして適切な一方向性のワークフローを構築することで pre-PCR エリアには増幅産物のバックファイアを避けるように設計するべきである．さらに，pre-PCR エリアは陽圧，post-PCR エリアを陰圧に設定し，エアフローをコントロールするほうが望ましい．最初の増幅反応は pre-PCR エリアの PCR エンクロージャーなどの設備の中でセットアップすることが推奨され，2 回目の PCR を実行する場合，1 回目の反応をはじめるエリアと 2 回目のエリアを切り離すべきである．

　おのおののエリアはそのエリア専用の検査機器と試薬を備え，すべての検査機器は標準作業手順書（standard operating procedures：SOP）に則って，目的とするアプリケーションに設定される基準を満たすように整備する．なお，pre-PCR エリアの試薬と材料は，いかなる DNA からも遠ざけたほうがよい．当然ではあるが，フィルターチップを含む使用するすべてのプラスチック・ウェアは，DNA 使用と DNase free が保証されたものでなければならない．"ready to use" の試薬を購入すべきで，分子生物学用 grade または同等品を準備し，可能であれば使い捨てできるように試薬を分注しておく．そして，すべての試薬のロットなど記録し，どの解析に用いられたのかトレースできるようにする．

　作業中の防護服として，外科用ガウン（クリーンだが無菌でなくてよい．おのおのの症例ごとに着替えるのが望ましい），髪カバー（もしくは帽子），鼻と口を覆うフェイスマスク，靴カバーを着用する．手袋は常に着用し，頻繁に交換する．

　検体の識別とラベリングは重要であると同時に，検査過誤や取り違えのリスクがある工程のため慎重な確認作業を要する．検体識別のためにナンバリングする際は 2 人の人員による目視と署名を実施するべきである．なお，細胞の tubing や検査に従事する人員は，臨床検体を取り扱う前に，十分な訓練を受けたうえで，検査を実行する能力があることを示す必要がある．訓練内容などは文書化し，各人員の能力は定期的に再テストすることが望ましい．

　作業時にはコンタミネーション（以下，コンタミ）を避けるための特別な処置を実施する．母体のコンタミを避けるために，顆粒膜細胞を卵母細胞からていねいに除去する．そして，受精は，精子のコンタミを避けるために卵細胞質内精子注入法（intracytoplasmic sperm injection：ICSI）を実施する．胚生検においてはオペレーターのコンタミを排除する．生検した細胞は，増幅用チューブに移動する前に無菌の移動用ピペットを使用して，少なくとも 2 回は洗浄すべきである．細胞とともにチューブに移される培地の量は最小限にする．

PGT-M 実施前の妥当性検証

　PGT を実際の臨床検体（胚生検により得た細胞）を対象として実施する前に，その症例のために確立した PGT の妥当性を検証する必要がある．両親および発端者の血液由来 DNA を用いて，立

案したPGTを検証する．人種によっては多型により，PCR増幅がうまくいかずに判定不能になる可能性がある[13]．

少数の細胞を用いた検証は，罹患，保因（常染色体劣性，X連鎖）と非罹患者から得た細胞を用いるのが望ましい[1,2]．希釈したDNA（1つの細胞には約6pgのDNAが含まれる）を用いることは，ピペッティングによる誤差が生じることで信頼性が低くなるため，あまり推薦はされていない．検証試験に使用する細胞として，リンパ球，線維芽細胞または頬側細胞などがあげられるが，臨床検査で実際に対象となる胚細胞を用いられれば最も有益である．細胞の種類によって，増幅効率とADO率に影響することが示唆されている[14]．

この実施前の妥当性検証の段階において，おのおのの細胞に対するブランクとして，最後の洗浄液滴を解析する．しかし，ブランクにおけるコンタミは，一般的なコンタミの問題を示唆するだけで，対応するサンプルがコンタミしていることを意味するわけではない．

増幅効率とADO率を評価することがpre-clinical検証試験の重要な目的となる．おのおのの連鎖マーカーや病的バリアントを増幅するPCRについては90％の増幅効率が推薦される．ADO率は，目的の病的バリアントを有する細胞を用いるか，連鎖解析のみの場合は正常細胞との多型マーカーを用いて測定する．ADO率はできるだけ低く（望ましくは＜10％以下に）することが望ましいとされている．

検証試験の結果はレポートとして提出し，レポートには精査したPGTのプロトコルと検証試験結果について詳細を記述する[15]．

PGT-M 検査プロセス

検査のプロトコルは明確な指示を記述し，開発した解析方法の評価結果の概要，基準値，報告方法などを記載する．なお，すべてのプロトコル，検査機器，工程に対してSOPが要求される．プロトコルから逸脱した場合は記録をしなければならず，もし頻繁に逸脱するならば，手順を変えるための仕組みを構築する必要がある．すべての重要なステップについて，実施者と確認者が証明して，作業シートに署名する．

おのおののアッセイに，陽性コントロールDNAを入れる．希釈したDNAサンプルを陽性コントロールとして使用することはできるが，これらは決してsingle cellの陽性コントロールに置き換わるものではない．優性遺伝の疾患に対して，非罹患者と同様に罹患者から得たDNAをコントロールとして使用し，劣性遺伝の疾患に対しては，1つの保因者と1人の罹患者を含むようにする．なお，連鎖マーカーのコントロールについては，両親は必須であるが，さらにほかの家系サンプルのDNAも用いることが望ましい．陰性コントロールについて，検査する胚細胞ごとに，洗浄液の陰性コントロールを分析することが望ましく，また，少なくとも1つのネガティブコントロール（no DNAおよびno wash）を用いて，試薬内からのコンタミを評価する必要がある．なお，検査結果のデータは品質管理のためにすべて記録する．

解析の生データは2人の独立した検査員によって分析されるのが望ましい．もし結果に矛盾が生じた場合は，可能ならば3人目のオブザーバーによって判断されるべきである．もし矛盾が解決されない場合は，その胚は移植しないことを推奨，すなわち判定不可とするべきである．そして最終的な結果は，十分に資格のある者によって確認されなければならない．検査結果の報告は，その国

や地域の法律やガイドラインといった規制に準じる必要がある．もし規制が何もない場合は，ISO15189のガイドラインに準ずることが望ましいとされている[15]．

PGT-M 実施後の検証

　着床前診断実施後の検証は，可能な限り多くの非移植胚を用いて実施するべきで，それは検査の品質評価だけでなく，検査の正確性や最新の誤診率を将来の患者に情報提供できるようになる．すべてのフォローアップはコストと時間がかかるので，品質評価の代替方法として，限定した胚のフォローアップと結びつけること（非移植胚，出生前検査で用いた組織収集，出生後の臍帯血の収集，PGTを受検した患者と出生した児の予後調査など）が考えられる．検査実施後の検証が可能でないならば，検査施設とIVF（*in vitro* fertilization）センターは出生前もしくは出生後のフォローアップに努力しなければならないと考える．

　検査ラボはすべてのPGT-Mについて，誤診率を算出するべきである[16]．その誤診率とは，罹患児を妊娠した症例や移植後の確認の診断で生検の結果と矛盾するケースが含まれる．検査ラボは品質評価の一環として定期的に実行する．そして，一般的に公開されている誤診率やそのラボのインハウスの誤診率について，PGT-Mを希望する患者に対するインフォームド・コンセントのために利用できるようにするべきである．

　誤診が発生したら，ラボは誤診の原因を調査し，将来のリスクを除くためにプロトコルを変更しなければならない[17]．誤診の大部分の原因は，防止的な措置や，ISOやCAPなどの検査ラボ認証に用いられる品質管理のノウハウを参考にすれば回避できる．そのために，検査ラボは，各種のガイドラインなどを常に意識し，その提案を受け入れるように努力するべきである．

おわりに

　分子遺伝学的解析技術の進歩に伴い，PGT-Mの解析手法は引き続き変化していくだろう．実際，PGT-Mを実施する場合も，胚の染色体異常を検出して流産を防ぎたいという需要があることから，PGT-MとPGT-Aを同時に解析する手法が様々なラボで開発され，サービスとして提供されている．またWGA技術も改良されて，増幅効率の向上とADO率や増幅バイアスの低減が進み，均一性・定量性を保ったまま高いカバレージの増幅が可能になると考えられる．将来的には，病的バリアントの検出，ハプロタイプ解析，染色体数的異常のすべてを，1つのプラットフォームで解析するPGTが開発される可能性もある．

　このような解析技術の急速な変化の中で，解析施設は，高品質のPGTを臨床の現場に提供するために，新しい技術の導入と評価を積極的に進めるとともに，その精度管理と標準化に責任をもって取り組む必要がある．そして医療者は，社会的・倫理的な規範へ配慮しながら，最新解析技術の利用をクライエントが向き合えるように，クライエントの利益を守る立場として責務を負う必要がある．このような解析技術の進歩と着床前診断に関する社会的・倫理的な規範の継続的な議論により，着床前診断の標準は絶え間なく改良されていくと考えられる．

文 献

1) Sermon K, el al.：Preimplantation genetic diagnosis for Huntington's disease with exclusion testing. *Eur J Hum Genet* **10**：591-598, 2002
2) Thornhill AR, et al.：Molecular diagnostics in preimplantation genetic diagnosis. *J Mol Diagn* **4**：11-29, 2002
3) Huang L, el al.：Single-cell whole-genome amplification and sequencing：Methodology and applications. *Annu Rev Genomics Hum Genet* **16**：79-102, 2015
4) Lovmar L, el al.：Quantitative evaluation by minisequencing and microarrays reveals accurate multiplexed SNP genotyping of whole genome amplified DNA. *Nucleic Acids Res* **31**：e129, 2003
5) Panelli S, el al.：Towards the analysis of the genomes of single cells：further characterization of the multiple displacement amplification. *Gene* **372**：1-7, 2006
6) Del Rey J, et al.：Novel Double Factor PGT strategy analyzing blastocyst stage embryos in a single NGS procedure. *PLoS One* **13**：e0205692, 2018
7) Piyamongkol W, et al.：Detailed investigation of factors influencing amplification efficiency and allele drop-out in single cell PCR：implications for preimplantation genetic diagnosis. *Mol Hum Reprod* **9**：411-420, 2003
8) Warner JP, et al.：A general method for the detection of large CAG repeat expansions by fluorescent PCR. *J Med Genet* **33**：1022-1026, 1996
9) Altarescu G, et al.：PGD on a recombinant allele：crossover between the TSC2 gene and 'linked' markers impairs accurate diagnosis. *Prenat Diagn* **28**：929-933, 2008
10) Natesan SA, et al.：Genome-wide karyomapping accurately identifies the inheritance of single-gene defects in human preimplantation embryos in vitro. *Genet Med* **16**：838-845, 2014
11) Konstantinidis M, et al.：Live births following Karyomapping of human blastocysts：experience from clinical application of the method. *Reprod Biomed Online* **31**：394-403, 2015
12) Natesan SA, et al.：Live birth after PGD with confirmation by a comprehensive approach (karyomapping) for simultaneous detection of monogenic and chromosomal disorders. *Reprod Biomed Online* **29**：600-605, 2014
13) Thornhill AR, et al.：ESHRE PGD Consortium 'Best practice guidelines for clinical preimplantation genetic diagnosis (PGD) and preimplantation genetic screening (PGS)'. *Hum Reprod* **20**：35-48, 2005
14) Glentis S, et al.：Molecular comparison of single cell MDA products derived from different cell types. *Reprod Biomed Online* **19**：89-98, 2009
15) Harper JC, et al.：Accreditation of the PGD laboratory. *Hum Reprod* **25**：1051-1065, 2010
16) Lewis CM, et al.：Controlling misdiagnosis errors in preimplantation genetic diagnosis：a comprehensive model encompassing extrinsic and intrinsic sources of error. *Hum Reprod* **16**：43-50, 2001
17) Wilton L, et al.：The causes of misdiagnosis and adverse outcomes in PGD. *Hum Reprod* **24**：1221-1228, 2009

単一遺伝子疾患の着床前検査における染色体異常の同時解析

　単一遺伝子疾患の罹患児を生むリスクが高い夫婦は，すでに罹患児を生んでその遺伝学的検査が確定している必要があることや罹患児の状態が落ち着いてから次子を考えることが多いことから，着床前診断(preimplantation genetic testing for monogenic：PGT-M)を考える時にはある程度の年齢に達していることが多い．また，コストの問題などから自然妊娠後の出生前診断を行い，罹患児となって心理的な葛藤を余儀なくされたクライアントも多いことも，PGT-M が高年化する理由の1つである．女性の高年化は染色体異数体の頻度の増加に影響するため，流産率を低下させるという目的で，PGT-M において遺伝学的検査と同時に染色体異常の解析を希望されるクライアントが多い．

　実際，一般的な PGT-M(STR マーカーによる連鎖解析と直接法)に加え，アレイ CGH (comparative genomic hybridization array) や NGS(next generation sequencer)による染色体解析(preimplantation genetic testing for aneuploidy：PGT-A)を併用することで，着床率向上と流産率低下が示された[1]．しかし，この方法は PGT-M と PGT-A で異なる生検・検査ステップを必要とし，時間とコストを上昇させる．連鎖解析と染色体解析を同時にできると期待された SNV アレイ(single nucleotide variant array)によるカリオマッピングだが，われわれの検討では，明らかなモノソミーなら検出できるが，トリソミーやモザイク型の数的異常の検出は困難であった．

　PGT-M と PGT-A の同時解析を実現するうえで課題となっているのは WGA(whole genome amplification)かもしれない．現在，WGA は hybrid 法と MDA 法(multiple displacement amplification)という2つの技術がおもに用いられており，前者は増幅の均一性にすぐれ，後者はカバレッジと正確性にすぐれる．そのため，定量的な PGT-A には hybrid 法が適しており，定性的な PGT-M には MDA 法が適している．それぞれの WGA の特徴が，PGT-M と PGT-A の同時解析を難しくしている点であると考えられる．

　Treff らは，WGA を実施せず，RT-qPCR を用いた方法で単一遺伝子疾患と染色体数的異常を同時解析する技術を報告した．この技術は targeted NGS strategy に基づき，multiplex PCR で目的の変異と各染色体特異的領域を増幅する[2,3]．しかし，目的の疾患ごとにすぐれた multiplex PCR 系を構築する必要があり，染色体解析も NGS やマイクロアレイを用いた方法の感度や解像度に及ばないなどの問題があるためか，まだ実用化されていない．

　WGA に MDA 法を用いた同時解析として，Zamani らによる Haplarithmisis や，del Rey J らによるパネルを用いた方法などが報告されている．Haplarithmisis は，カリオマッピングを拡張した技術で，NGS 解析から得た SNV データから，B アレル頻度を算出することで染色体を解析し，連鎖解析により疾患アレルが遺伝継承したかを同時解析する[4]．Del Rey J らは，Illumina 社の TruSight One シークエンスパネルで NGS 解析することで，病的バリアントの検出と染色体解析，そして SNV をマーカーとした連鎖解析が可能であることを示した[5]．しかし，これらの技術に関しても，染色体解析の感度や解像度が現行と比較してどの程度なのかなどの疑問が多く存在し，まだ実用化までには至っていない．

　WGA に hybrid 法を用いて同時解析する方法は Yan らによって2015年に報告された．MALBAC 法を用いて WGA を実施し，one-step の NGS により染色体解析と対象とする病的バリアントの検出，さらに SNV をマーカーとした連鎖解析を同時に解析する[6]．現在，同様に WGA に hybrid 法を用いて NGS 解析することで，染色体解析と SNV マーカーを用いた連

鎖解析を同時に解析する方法が改良され，海外ではサービスとして提供されている．いくつか代表的なサービスを以下に述べる．

RHS社（PerkinElmer社）は，PG-Seq™ kit with target sequence enrichmentというサービスを提供している．これは，hybrid法によるWGAの2回目の増幅以降から検体を2つに分けて，1つはランダムプライマーを用いてWGAをして染色体異常の検出に用い，もう1つをターゲット領域に特異的なプライマーを用いて目的とする病的バリアントの検出に用いる．全ゲノムおよびターゲット領域を増幅した産物をNGSで同時に解析し，染色体異常と病的バリアントを同時に解析する．しかし，ターゲット領域は1か所のみの増幅となるため，アレルドロップアウト（allelic dropout：ADO）のリスクが残ると考えられる．

Bioarray社からはPGD＋PGS kitというサービスが提供されている．この方法は，hybrid法の1つであるPicoPLEXでWGAを実施して染色体解析を行うが，同じ全ゲノム増幅産物を用いて，目的の病的バリアント近傍のSNVの遺伝型を決定するようにデザインされたmultiplex PCRを行うことで両親と罹患児，そして胚生検のハプロタイプを決定する．この手法では疾患ごとに異なるmultiplex PCRを準備する必要があり，またcommon SNVが日本人にも同様の頻度で多型があり，informativeなSNVの数が解析に十分な数があるか事前に調査しておく必要がある．

PGT-Mにおける着床率と流産率の改善のために，PGT-MとPGT-Aの同時解析が次々と開発されているが，現時点で決定的な技術はまだ存在しないと考えられる．将来的には，全ゲノム増幅に加え，シークエンス解析，バイオインフォマティクスなどの技術が向上することで，染色体異常，連鎖解析，あらゆる病的バリアント（点変異，欠失／重複，トリプレットリピートなど）をオールインワンで解析できる検査が開発されると考えられる．

■文　献

1) Rechitsky S, et al.：First systematic experience of preimplantation genetic diagnosis for single-gene disorders, and/or preimplantation human leukocyte antigen typing, combined with 24 chromosome aneuploidy testing. *Fertil Steril* **103**：503-512, 2015
2) Treff NR, et al.：Evaluation of targeted next-generation sequencing-based preimplantation genetic diagnosis of monogenic disease. *Fertil Steril* **99**：1377-1384. e6, 2013
3) Zimmerman RS, et al.：Development and validation of concurrent preimplantation genetic diagnosis for single gene disorders and comprehensive chromosomal aneuploidy screening without whole genome amplification. *Fertil Steril* **105**：286-294, 2016
4) Zamani Esteki M, et al.：Concurrent whole-genome haplotyping and copy-number profiling of single cells. *Am J Hum Genet* **96**：894-912, 2015
5) Del Rey J, et al.：Novel Double Factor PGT strategy analyzing blastocyst stage embryos in a single NGS procedure. *PLoS One* **13**：e0205692, 2018
6) Yan L, et al.：Live births after simultaneous avoidance of monogenic diseases and chromosome abnormality by next-generation sequencing with linkage analyses. *PNAS* **112**：15964-15969, 2015

〈宮井俊輔〉

Part.2

4. PGT-Aは果たして有効か？

福田愛作

Point

- □ PGSの源流：体外受精の生みの親Edwards博士は「胚はまさに医療・医学の対象そのものである」と述べている．体外受精の開発が胚の着床前診断へ道を開けた．
- □ PGDからPGTへ：単一遺伝性疾患の診断のために用いられた着床前診断（PGD）が着床前スクリーニング（PGS）の概念をもたらし，その後PGTという統一名称が提唱されPGT-M（遺伝性疾患），PGT-SR（構造異常），PGT-A（異数性）の3つに分類されることとなったため，現在，PGSはPGT-Aと呼ばれるようになっている．
- □ PGT-Aの変遷：PGT-Aの開始当初，PGT-Aは胚移植当たりの妊娠率改善や流産予防に有効と考えられたが，その後PGT-Aの有効性が否定された．その要因はその検査法がFISH法で行われていたことに起因する．その後アレイCGHによる全染色体分析を用いればPGT-Aが有効であることがほぼ決定的となっている．
- □ 日本の現状：日本産科婦人科学会によるPGT-Aのパイロット・スタディーが終了し，海外の成績と同様の結果が得られている．この成績に基づき，今後オープン臨床試験を行ったうえで今後の臨床への応用の可否が決定される．

はじめに

ⓐ IVFの歴史とPGD

　PGT-A（preimplantation genetic testing for aneuploidy）の有効性について議論するにはまずIVF（in vitro fertilization）の歴史を知る必要がある．PGT-Aが可能となったのは1978年のSteptoe & Edwardsによる体外受精の成功に端を発している．すなわち，胚の体外操作なくして着床前診断（PGT）はあり得ない．IVF技術そのものは，2010年にEdwards博士がノーベル生理学・医学賞を受賞したことにより，その安全性と有効性が世界に認められた．Edwards博士がLoise J. Brown誕生までの過程を記した"Matter of Life"（Steptoe博士と共著）の中で，胚盤胞の染色体検査をIVFの安全性を担保するために実施していたこと，そしてこの技術が将来，着床前診断（preimplantation genetic diagnosis：PGD）の技術として役立つことを予見していた．

ⓑ 出生前診断からPGDへ

　わが国の出生前診断を振り返ると，羊水診断（1968年導入）や絨毛診断（1980年代）は早くから実施され，胎児異常が明らかとなれば優生保護法（1948年成立，1996年より母体保護法として改正施行）に則り妊娠が中断されることが多かった．PGDについては重篤な遺伝性疾患児の出生を防ぐため，1998年から日本産科婦人科学会（日産婦）の審査を通過した症例に対して可能となり，2004年

に慶應義塾大学が申請したDuchenne型筋ジストロフィー症例がはじめて承認された．2006年には，染色体構造異常に起因する習慣流産に対して流産予防を目的としたPGDを実施することが日産婦の審査を経て実施可能となった．また2015年には，この習慣性流産に対するPGDにアレイCGH（array comparative genomic hybridization：aCGH，アレイ比較ゲノムハイブリダイゼーション）法を用いることが承認された．アレイCGH法を用いることにより全染色体解析が可能となったが，日産婦は「原則として当該染色体の情報のみ開示可能」とし，流産に至る異数性があっても開示禁止の基本姿勢を貫いている．

ⓒ NIPTからPGT-Aへの流れ

　PGDがこのような状況におかれているさなか，無侵襲的出生前遺伝学的検査（noninvasive prenatal genetic testing：NIPT）が，遺伝カウンセリングに関する臨床研究として2013年4月から開始された．該当する妊婦は日本医学会の指定医療機関においてのみこの検査を受けることができる．2013年4月～2017年9月までの間に51,139件のNIPTが実施され，胎児異常が確定した例では93%以上（654/700人）が妊娠中絶を選択している．このような状況に鑑み，中絶を未然に防ぐという観点から染色体異常のある受精卵を胚移植に用いないことが可能となる着床前スクリーニング（preimplantation genetic screening：PGS）が注目されることとなった．多くの生殖医療機関から実施容認を求める声が上がったが，日産婦は着床前診断の見解に書かれている「遺伝情報の網羅的なスクリーニングを目的としない」との原則を貫いている．とはいえ，PGSの禁止はNIPT実施との間に整合性が取れないとの議論から，日産婦もPGSについてわが国独自の検証を経て実施するかどうか判断すべきとの考えから，2014年に「PGSに関する小委員会」を設け臨床研究を開始することとなった．まずPGS臨床研究の症例数設定を目的としたパイロット試験を実施するとの方針が決まり，現在このパイロット試験が終了し，データ解析中である．

PGT-Aの変遷と世界の現状

ⓐ PGSからPGT-Aへ

　Handysideらにより伴性遺伝性疾患を回避する目的で，性別判定を用いる世界初の着床前診断が1990年にイギリスで実施された[1]．現在では単一遺伝子疾患の着床前診断は，性別ではなく変異遺伝子のDNA配列を調べることにより実施されている．その後，この技術を全ゲノム増幅法（whole genome amplification：WGA）に拡大し，おもに高齢女性に対して体外受精における異数性胚除外を目的としたPGSに利用されるようになった．このPGSのSを意味するスクリーニングという用語が，様々な遺伝性疾患の網羅的保因検査（キャリア・スクリーニング）と紛らわしいという観点から，国際生殖補助医療モニタリング委員会（International Committee Monitoring Assisted Reproductive Technologies：ICMART）の提唱によりPGT-A（preimplantation testing of aneuploidy）とよぶことが推奨されている．

　染色体異数性を検出するPGT-Aは，欧米では生殖補助医療（assisted reproductive technology：ART）に付随するルーチンの検査の1つとして広く実施されている．欧州生殖医学会（European Society of Human Reproduction and Embryology：ESHRE）のPGDコンソーシアムのデータコレクションによれば，1997～2010年までのPGD報告（欧州ではPGDの中にPGSが含まれている）に

表1 ESHRE PGD コンソーシアム統計 I-XIII

適応	PGD	PGS	total
採卵周期数	17,721（40）	26,737（60%）	45,163（一部 PGD＋S）
解析方法			
FISH	7,840	26,093	34,439
PCR	8,712	10	8,904
FISH＋PCR	93	0	93
PCR＋WGA	196	0	196
FISH＋PCR＋WGA	2	0	2
Arrays	63	127	190
FISH＋arrays	0	4	4
WGA＋arrays	2	15	17
臨床成績			
臨床妊娠率（採卵当り/移植当り）	21/29	20/28	20/29

ESHRE（欧州生殖医学会）PGD コンソーシアム統計（1997年1月〜2010年12月）では PGD の中の PGS の割合が 60% に達していることが示されている
Overall cycles, data collection I-XIII.
〔De Rycke M, et al.：ESHRE PGD Consortium data collection XIV-XV：cycles from January 2011 to December 2012 with pregnancy follow-up to October 2013. Hum Reprod 32：1974-1994, 2017 をもとに作成〕

表2 ESHRE PGD コンソーシアム統計 XIV-XV

適応	PGD	PGS	total
採卵周期	5,542（48%）	6,095（52%）	11,637
症例数	1,753	3,420	5,173
女性年齢（平均）	34	39	36
解析方法			
FISH	1,628	4,157	5,785
PCR	3,470	3	3,473
WGA	267	640	907
Arrays	246	1,225	1,471
臨床成績			
臨床妊娠率（採卵当り/移植当り）	22/31	21/34	22/32
流産率（臨床妊娠当り）	12	20	16

ESHRE（欧州生殖医学会）PGD コンソーシアム統計（2011年1月〜2012年12月）では PGS の割合が以前の統計の 60% から 52% に減少している
Overall cycles, data collection XIV-XV.
〔De Rycke M, et al.：ESHRE PGD Consortium data collection XIV-XV：cycles from January 2011 to December 2012 with pregnancy follow-up to October 2013. Hum Reprod 32：1974-1994, 2017 をもとに作成〕

おいて，PGD の 60% が PGT-A（この時点では PGS と記載されている）であり，対象年齢も PGD より高く（表1），高齢女性に対して染色体正常胚の検出に用いられていることがわかる．しかし 2011 年からの 2 年間の統計では PGT-A の割合が 52% に低下しており，PGT-A の適応が明確化してきている可能性が示唆される（表2）．いずれにしても欧州では，1997〜2012年までにすでに 40,000

Study or Subgroup	PGS Events	PGS Total	Control Events	Control Total	Weight	Risk Difference
Indication Advanced Maternal Age						M-H, Fixed, 95% CI
Staossen 2004	21	199	29	190	36.6%	-0.05 [-0.11, 0.02]
Martenbroek 2007	49	206	71	202	38.4%	-0.11 [-0.20, -0.03]
Hardarson 2008*	3	56	10	53	10.3%	-0.14 [-0.26, -0.01]
Schoolcraft 2008	16	32	16	30	5.8%	-0.03 [-0.28, 0.22]
Debrock 2009	6	44	10	50	8.8%	-0.06 [-0.21, 0.09]
Subtotal（95%CI）		537		525	100.0%	-0.08 [-0.13, -0.03]
Total events	95 (18%)		136 (26%)			
Heterogeneity. Chi²=2.51, df=4（P=0.64）；I²=0%						
Test for overall effect Z=3.38（P=0.0007）						
Indication Good Prognosis Patient						M-H, Random, 95% CI
Staosson 2008*	37	120	37	120	39.7%	0.00 [-0.12, 0.12]
Jansen 2008*	20	55	27	46	33.3%	-0.22 [-0.41, -0.03]
Meyer 2009*	6	23	15	24	26.9%	-0.36 [-0.63, -0.10]
Subtotal [95%CI]		198		190	100.0%	-0.17 [-0.39, 0.04]
Total events	63 (32%)		79 (42%)			
Heterogeneity, Tau²=0.03, Chi²=8.27, df=2（P=0.02）；I²=76%						
Test for overall effect Z=1.56（P=0.12）						
Indication Repeated Implantation Failure						M-H, Fixed, 95%CI
Blockeel 2008	15	72	26	67	100.0%	-0.18 [-0.33, -0.03]
Subtotal（95% CI）		72		67	100.0%	-0.18 [-0.33, -0.03]
Total events	15 (21%)		26 (39%)			
Heterogeneity, Not applicable						
Test for overal effect Z=2.35（P=0.02）						

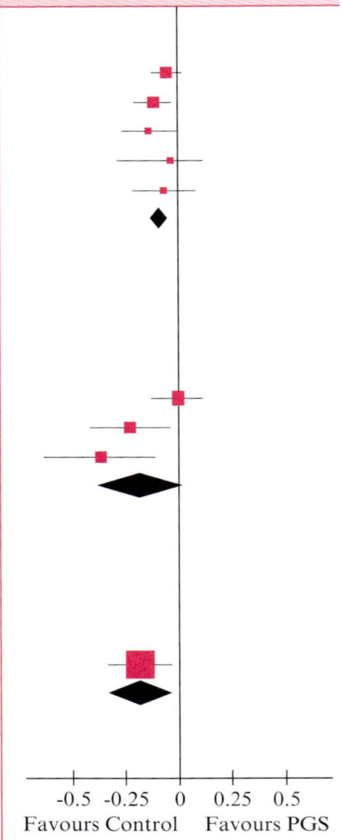

*Trial was terminated prematurely.
CI=confidence interval；M-H=Mantel Haenszel method.

図1 PGSの生児獲得率に対する有効性についてのメタアナリシス

〔Mastenbroek S, et al.：Preimplantation genetic screening：a systematic review and metaanalysis of RCTs. Hum Reprod Update 17：454-466, 2011 をもとに作成〕

周期近い PGT-A が行われたことになる[2]．現在 PGT-A は PGD の延長線上にあり，世界 40 か国以上で実施されている．

ⓑ PGT-A 当初の問題点

　PGT-A の歴史を振り返れば当初は PGT-A 臨床成績の向上は得られず，かえって妊娠率を低下させるとの結果であった（図1）[3]．この報告を筆頭に 2011～2012 年にかけての報告では女性の年齢にかかわらず，PGT-A による胚移植あたりの妊娠率の向上や流産率の低下は認められないという期待を裏切るものであった[3]．この当時の PGS は割胚を用い FISH 法で数個の染色体を解析するという方法を用いていた．理論的には染色体異数性の発生頻度の高い数個の染色体でも異常が診断できれば，ART の成績は向上すると考えられた．しかし，この方法では目標とする数個の染色体以外，ほかの染色体に異数性があっても発見できないこと，また FISH 法の診断精度，分割胚生検でのモザイクの影響，胚生検による胚の損傷，などが原因ではなかったかと考えられている．しかし，近年では胚盤胞生検と全ゲノム増幅法（WGA）を組み合わせる方法により ART 成績の向上が報

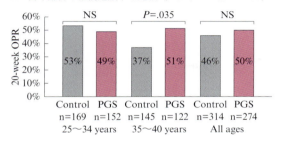
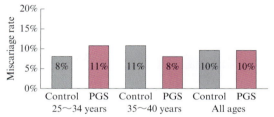
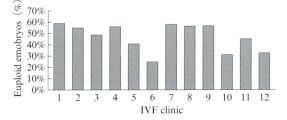
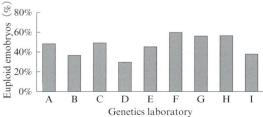

図2 STAR Trial 結果

Star Trial の結果を示している．継続妊娠率(A)は 35〜40 歳群で有意に向上したが，流産率(B)はすべての群で有意な差は認められなかった．さらにクリニック間(C)でも解析施設間(D)でも正常胚(Euploid)出現率に大きな差が認められた．

告されている．網羅的解析法においても，アレイ CGH 法から診断精度がより高い次世代シークエンサー法(next generation sequencing：NGS)に移っている．NGS 法はアレイ CGH 法で解析困難なモザイクに対してもより正確な診断が可能とされている．海外ではそのモザイクの取り扱いが現時点での議論の対象となっている．胚生検に関して，より多くの細胞の採取が可能である胚盤胞期の栄養芽細胞からの検体採取が分割期胚生検よりも，胚発育への影響が少ないばかりでなく，モザイクの判定の精度の高さの点からも PGT-A に適していると報告されている．

● PGT-A その後の課題

　全染色体分析が可能となり，PGT-A の有効性が絶対的であるかのように考えられはじめていたが，2017 年に Illumina 社のホームページに STAR Trial(図2)の結果が掲載され世界に衝撃を与えた．この報告では，25〜40 歳の ART 不成功 2 回以下，または流産歴 1 回以下の比較的予後良好群の 650 症例を対象として PGT-A の有効性に関して多施設共同ランダム化比較試験(randomized controlled trial：RCT)が行われた．この検討には 4 か国 34 クリニックが加わり，染色体解析は 9 か所で実施された．妊娠 20 週までの継続を継続妊娠とみなし評価が行われた．その結果，継続妊娠率は全症例および 24〜34 歳群で PGT-A 群と対照群との間に有意差が認められなかった．35〜40 歳群においてのみ PGT-A 群で有意(P = 0.035)に上昇した．流産率に関しては全症例，25〜34 歳群，35〜40 歳群のすべての群において対照群との間に有意差なしの結果であった．さらに興味深い点として，分析施設により，また ART 実施クリニックにより染色体正常胚の出現率に有意な差が認められたことである．各クリニックの培養技術の方法や優劣，また解析施設の解析精度の違いから妊娠率や流産率に差が出現する可能性を示唆する報告となった[4]．

　PGT-A が全能のツールでないことは明らかであり，最新(2018 年 7 月)の報告でも STAR Trial とほぼ同様の成績が示されている．この報告は後方視的な検討であるが，20〜46 歳の年齢の 1,800

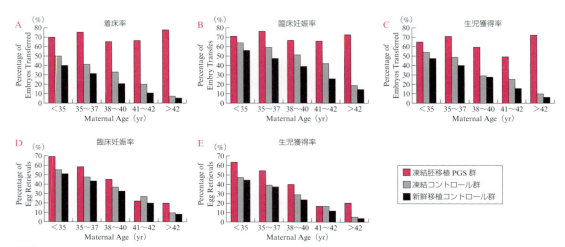

図3 PGT-A(PGS)と臨床成績
上段では胚移植あたりの着床率(A)，臨床妊娠率(B)および生児獲得率(C)の成績を示す．凍結胚移植PGS群(赤)，凍結コントロール群(灰色)，新鮮移植コントロール群(黒)の順にバーグラフに示している．下段のグラフでは採卵周期あたりの臨床妊娠率(D)と生児獲得率を(E)同様の順で示している．

例と多数例を対象としたもので，SNVベースPGT-Aを実施することで図3に示したように胚移植あたりの着床率A，妊娠率Bは患者年齢が上昇しても低下しないことを示している．もちろん生児獲得率Cも年齢が上昇しても低下しない．すなわち，流産率の上昇を予防できることを意味している．ところが，採卵あたりの妊娠率や出産率は，年齢が上昇すれば低下し，PGS未実施群とほぼ同等となる(図3)[5]．PGT-Aは染色体正常胚をつくり出す魔法の技術ではないため，採卵あたりの妊娠率や出産率は当然のごとく女性年齢の上昇とともに低下する．しかしながら，以上の結果はPGT-Aに対して求められているところを明快に示しており，PGT-Aを必要とする症例に対して慎重にPGT-Aを実施することが今後求められることを示唆するものである．

PGSのわが国の現状

わが国では，1998年の日産婦から発表された「医学的に重篤な遺伝性疾患を適用とした着床前診断を，臨床研究として認める」という会告を指針に，学会の承認の得られた症例に対して臨床研究(2018年に臨床研究ではなく医療行為に移行するとされている)としてPGDが開始された．2006年に「重篤な遺伝性疾患に加え，均衡型染色体構造異常に起因すると考えられる習慣流産(反復流産を含む)も対象とする」との見解を加え，染色体構造異常による習慣流産をPGDの枠組みに入れることとなった．

日産婦では習慣流産の染色体解析をFISH法しか認めていなかった．しかし，FISH法の技術的困難さや誤診率の高さなどから，世界的にはアレイCGH法が受精卵染色体分析の主流となっていた．日産婦ではアレイCGH法は染色体スクリーニングにつながるとの危惧から許可していなかったが，2013年についにアレイCGH法のPGDへの応用が承認された．この時すでにNIPT臨床研究が開始(2013年)されていたため，PGDへのアレイCGH法の承認により，わが国でも着床前スクリーニング(PGS)開始への機運が高くなった．世界のPGT-Aの状況と相まって，PGT-Aの臨床応用はわが国でも待ったなしの状態に至った．ついに日本産科婦人科学会倫理委員会内に「PGS

に関する小委員会」が設置された．2014年3月12日に記念すべき第1回会合が開催され，PGS特別臨床研究の具体的な内容の議論に移った．その後議論を経て，まず先行研究としてRCT症例数決定のためのパイロット・スタディが必要との結論に至った．2016年8月に第1回の「PGSパイロット試験に関する実務者会議」が開かれ，2017年9月より2018年12月終了目標として，日本産科婦人科学会PGS特別臨床研究を学会主導の臨床研究として，着床前スクリーニング(PGS)の有用性に関する多施設共同研究のためのパイロット試験を行うこととなった．

日本産科婦人科学会PGS特別臨床研究(PGSパイロット試験)の具体的内容

ⓐ研究の目的および意義(原文の要旨)

　生殖補助医療(assisted reproductive technology：ART)の応用技術であるPGDは，少なくともいずれかに遺伝的素因がある夫婦に対して，体外受精により得られた受精卵の遺伝情報を評価することを目的として，日産婦の「着床前診断に関する見解」に基づき「臨床研究」として実施されてきた．PGDが開始されてから約15年間の技術革新はめざましく，マイクロアレイ法などを用いた新たなより精度の高い遺伝子診断法が導入され，PGDは新たな局面に突入している．

　配偶子形成における減数分裂不分離による染色体の数的異常の発生は極めて多いことが知られており，反復ART不成功や，流産，胎児異常の原因となっていると推定されている．また，出生前診断の後に人工妊娠中絶を余儀なくされることもあり，欧米ではこれらを回避する目的で遺伝的非保因者に対してARTの際にPGSが実施されているが，生産率の改善に寄与するかどうかの十分なエビデンスは得られていない．

　わが国では，妊娠年齢の高齢化などによりくり返しARTを行っても成功に至らない夫婦が増加し，この点に配慮した対応が迫られているという事情がある．また，マイクロアレイによるアレイCGH法を用いたPGDも一部の施設で行われるようになり，わが国のART施設によるPGSの効果を検証する時期にきていると考えられる．しかし，2010年の「着床前診断に関する見解」では，「診断する遺伝情報は，疾患の発症にかかわる遺伝子・染色体の遺伝学的情報に限られ，スクリーニングを目的としない」と明記されているため，これまでわが国では，PGSの有用性を科学的に検証する臨床研究は行われてこなかった．そこで，PGSが患者あたりの生児獲得率を改善するかを調べる目的で，アレイCGH法を用いたPGSを臨床研究として実施することとなった．

　本試験は，反復ART不成功例を対象として，日産婦が主導して行う多施設共同ランダム化比較試験(randomized controlled trial：RCT)を施行するにあたり，目標症例数決定を目的としたパイロット試験であり，2014年12月22日に文部科学省および厚生労働省により制定された「人を対象とする医学系研究に関する倫理指針」，文部科学省，厚生労働省および経済産業省により制定された「ヒトゲノム・遺伝子解析研究に関する倫理指針」に準拠して実施するものである．

　本研究内に表3に示す2つの適応が設けられている．

ⓑ PGT-Aパイロット試験の方法と流れ

　最初はPGSとしてスタートしたが，国際的にその名称が変更されたこともあり，パイロット試験からはPGT-A臨床研究と正式名称が変わった．2016年9月に本試験が日産婦理事会で承認され，2016年12月から患者エントリーを開始，2018年6月に仮登録終了の予定で開始された．総症

表3 PGSパイロット試験の2つの適応

両適応群ともに前提として「不妊治療における体外受精を実施しており，日本産科婦人科学会の定める体外受精・胚移植適応基準に合致すること」が必須である．

①，②適応ともに治療周期開始時の満年齢が35〜42歳の方．TESE症例は除く．

①反復体外受精・胚移植（ART）不成功例を対象とした着床前スクリーニング（PGS）の有用性に関する多施設共同研究のためのパイロット試験

☑ 過去に臨床的妊娠の既往がなく，形態良好胚を移植するも3回以上着床不全（生化学的妊娠は体外受精・胚移植不成功に含める）をくり返している方．

【除外項目】

☑ 夫婦両方の染色体検査の結果，いずれかに均衡型構造異常が認められる場合．

②原因不明習慣流産（反復流産を含む）を対象とした着床前スクリーニング（PGS）の有用性に関する多施設共同研究のためのパイロット試験

☑ 胎囊確認臨床流産2回以上経験，生児を有しない（ART妊娠後の臨床流産1回以上含む）．

☑ 既往流産にて少なくとも1回絨毛染色体検査実施，染色体数的異常が確認されている．

【除外項目】

☑ 夫婦両方の染色体検査の結果，いずれかに均衡型構造異常が認められる場合．

☑ 抗リン脂質抗体症候群〔2006年に改定された国際分類基準に基づいて診断される，国際抗リン脂質抗体学会の診断基準に準拠した抗リン脂質抗体：ループスアンチコアグラント（リン脂質中和法および希釈ラッセル蛇毒法ともに実施），（β_2 glycoprotein I 依存性）抗カルジオリピン抗体中高力価が12週以上持続することが必要）と診断されている方．

例数は100例でその内訳は図4に示すよう，2つの適応それぞれについて各年齢層で10症例，40名に10名の余裕をもうけおのおの合計50症例となった．得られた胚は解析施設で評価され，適，準適，不適，判定不能の4つに分類される．適の胚をまず胚移植に用いるが，適のない場合は準適でも胚移植に供することができる．不適と判定されたものは胚移植には用いられない．ただし，患者が希望すれば胚移植に適さない胚の移植は可能であるが，本臨床研究からは脱落することとなる．

臨床研究の実際の流れを図5に示した．臨床実施クリニックで適応患者をリクルートし，遺伝カウンセリングの後に夫婦の同意の得られた場合に仮登録を行う．実際に体外受精を実施し，採卵後に得られた胚が解析施設に到着した時点で本登録が完了したこととなる．高齢患者では取れる卵子が少ない可能性があるので，仮登録から6か月以内なら2回の採卵を受けることができる．現在すべての症例の採卵が終了し，最終集計を行っている段階である．

ⓒ PGT-A 臨床試験暫定結果

2018年12月の時点での臨床成績は，ART反復不成功例での胚移植あたりの継続妊娠率は平均67%と良好な成績を示した（表4-A）．仮登録あたり（すなわち臨床ではほぼ採卵あたりと考えられる）においても平均42%であり，対象患者が今までの体外受精で妊娠率が0%であったことを考えればPGT-Aは有効と考えてよいのではないだろうか．習慣流産症例の成績をみても継続妊娠率は胚移植あたり平均59%と良好な成績を示しているが，仮登録あたりでは28.2%となっており，こ

目　的	IVF反復不成功	習慣流産
年齢（歳）	実施人数	
35〜36	10	10
37〜38	10	10
39〜40	10	10
41〜42	10	10
予　備	10	10
合　計	50	50

胚生検：胚盤胞栄養外胚葉より
遺伝子解析：アレイCGH法

検査結果の判定：アレイCGH解析結果評価委員会で最終決定する

判　定	判定後の取り扱い
適（最適）	移植に問題を認めない場合
適（準）	移植することは可能であるが，解析結果の解釈に若干の困難を伴う場合
不　適	移植に不適切と考えられる場合
判定不能	検体が不適切であるため，判定を実施できない場合

図4 日本産科婦人科学会PGS特別臨床研究パイロット試験の方法と流れ①
パイロット試験参加可能患者数内訳，胚生検方法および解析方法，判定結果分類の表示法について上から順に示した．

研究期間（本登録期間）：各施設の倫理委員会での承認日から平成31年3月31日まで

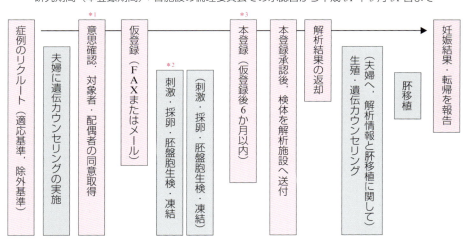

＊1 仮登録症例でも，当該年齢層の本登録が10例に達した段階で本登録できない．
＊2 採卵は「仮登録日以降」に実施し，2回まで行うことができる．
＊3 仮登録後，6か月以内に本登録されない場合は，脱落と見なす．

図5 日本産科婦人科学会PGS特別臨床研究パイロット試験の方法と流れ②
パイロット試験参加希望患者のエントリーから仮登録，本登録，そして妊娠判定までの経過を継時的に一覧表に示した．

表4 日本産科婦人科学会 PGT-A 特別臨床研究パイロット試験の 2018 年 12 月時点での臨床成績

A
ART 反復不成功例

年齢区分	35～36	37～38	39～40	41～42	合計
本登録例数	8	9	14	8	39
本登録胚数	55	48	71	33	207
解析済胚数	55	48	71	33	207
妊娠率/ET	80.0%	100.0%	60.0%	100.0%	76.2%
流産率	0%	25.0%	16.7%	0%	11.1%
継続妊娠率/ET	80.0%	75.0%	50.0%	100.0%	66.7%
妊娠率/仮登録症例	50.0%	40.0%	40.0%	22.2%	42.1%

B
習慣流産症例

年齢区分	35～36	37～38	39～40	41～42	合計
本登録例数	6	7	9	11	33
本登録胚数	31	35	65	43	174
解析済胚数	31	35	65	43	174
妊娠率/ET	50.0%	66.7%	75.0%	50.0%	64.7%
流産率	0%	0%	16.7%	0%	9.1%
継続妊娠率/ET	50.0%	66.7%	75.0%	50.0%	58.8%
妊娠率/仮登録症例	33.3%	22.2%	42.9%	7.1%	28.2%

暫定成績であるため一部数値の不一致あり

の適応では良好胚が得られない症例が多いことを示している(**表 4-B**).しかしながら今まで生児を得られていないカップルの 28% が現時点で妊娠継続している点は評価できるのではないだろうか.両適応の臨床成績をまとめたものを**表 5-A** に示し,得られた胚の評価とその分布を**表 5-B** に示した.これらの結果は,あくまで暫定結果であり,最終結果は日産婦から正式発表があるまでお待ちいただきたい.

PGT-A の今後の展望

　日産婦は今回のパイロット試験のデータを基にして最適症例数を設定し,RCT に進むとしている.RCT を実施するにあたり,すでに日産婦に PGD 実施施設と認定されている 27 施設では不十分と考えられた.そこで PGD 実施施設について,既存施設を含め認定のやり直しを行い,2018 年 12 月に新たに PGD 実施可能施設数を従来の約 2 倍に増加した.この施設の中で RCT 参加希望施設を募り,臨床研究を委託する考えのようである.RCT 実施については様々な問題点が浮かび上がる.実施施設の認定をどのようなプロセスで行うのか.PGD 施設に承認されていても,実績がないので本当にすべての行程を正しく行えるかどうか不明である.もし検証が必要となれば,どのような方法で検証するのか.もし研修期間を設けてから実施を許可するとすれば,かなりの時間を要することとなる.すぐに RCT を開始するとしても,全施設で共通に行えるプロトコルの作成な

表5 日本産科婦人科学会 PGT-A 特別臨床研究パイロット試験の 2018 年 12 月時点での臨床成績

A

年齢区分	合　計					
	35〜36	37〜38	39〜40	41〜42	合　計
本登録例数	14	16	25	17	72
本登録胚数	86	83	136	76	381
解析済胚数	86	83	136	76	381
妊娠率/ET	66.7%	85.7%	66.7%	75.0%	71.1%
流産率	0%	16.7%	16.7%	0%	11.1%
継続妊娠率/ET	66.7%	71.4%	55.6%	75.0%	63.2%

B

	ART 反復不成功	習慣流産	合　計	
本登録胚数	207	174	381	100.0%
適（最適）	42	47	89	23.4%
適（準）	11	6	17	4.5%
不　適	144	107	251	65.9%
判定不能	1	8	9	2.4%
その他	9	6	15	3.9%

暫定成績であるため一部数値の不一致あり

　らびに倫理委員会審査をこれから行わなければならない．仮にすべてが順調に運んだとしても，結果が出るまで数年を要することに違いはない．難問山積である．

　果たして RCT は必要なのだろうか．今回のパイロット試験で，ほぼ海外と同等の結果を得ていること，わが国はこの分野で海外から 10 年近い遅れをとっていること，もし，現在のような状態が続けば，RCT が終了する頃には，わが国の多くの施設が日産婦の承認を受けずに PGT-A を実施する可能性も否定できない．そのような事態になれば，わが国の PGT-A のデータが発表できなくなるばかりか，データ集積もできなくなり，結果として患者の不利益につながる．このような事態を避けるためにも，日産婦の慎重で英知に富んだ対応を期待したい．

おわりに

　PGT-A（PGS）の海外での現状とわが国での流れを示した．海外では今や PGT-A は ART に付随した検査としてルーチンに実施されている．PGT-A は 1 つの選択肢として確立されており，実施するか否かではなく，どのような症例に実施すべきか，また得られた結果をいかに取り扱うべきかが，その研究の課題となっている．また生殖医学の見地からも，PGT-A は ART の根幹をなす技術であり，培養技術や薬剤評価の科学的検証には不可欠である．

　臨床的には，患者年齢によっては PGT-A を実施してもしなくても妊娠率に有意な差はないとの報告はある．またモザイクの取り扱いに関する議論も海外ではさかんに行われている．とはいえ，わが国の生殖医療に携わる者は，この議論の輪の中にも入れないのが現状である．様々な議論はあるものの，高年齢患者にとっては胚移植あたりの妊娠率を向上させ，流産率を低下させるとの評価

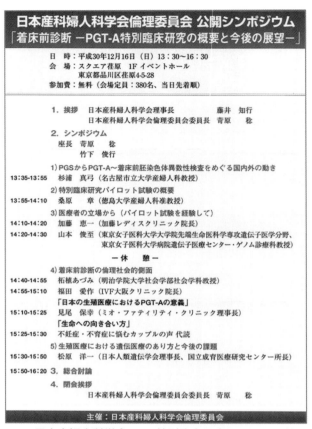

日本産婦人科学会 PGS 特別臨床研究についての公開シンポジウムの案内

は定まっているといえる．また妊娠成立までの時間を短縮させるという点で，臨床成績以外の重要な役割を担っていることは，ほぼ万人の認めるところである．

　筆者の40歳代の患者で，はじめてのIVFで妊娠し非常に喜んでいたのが，NIPTで陽性となり羊水検査の結果染色体異常が確定し，やむなく妊娠20週で中絶を選ばれた．その患者が筆者に「どうして事前にPGT-Aを受けられなかったのでしょうか？　NIPTが許されているのに，PGT-Aはなぜ許されないのでしょうか？」と問いかけられた．われわれ産婦人科医は，中期中絶が患者にとっていかに精神的，肉体的に辛いものであるか，また産婦人科医にとっても心の痛む操作であることを身をもって体験している．さらに子宮内操作がその後の着床や妊娠成立に悪影響を与えることは明らかである．妊娠後の中絶を選ぶのではなく，妊娠前に予防的に胚の検査を受ける自由を患者に与えるべきではないだろうか．

　PGT-Aは予防医学の見地からも有効な技術である．ART患者全員にPGT-Aを実施する必要はないが，PGT-Aを希望する患者にはPGT-Aを受ける権利があってよいのではないだろうか．生殖医療においてもほかの分野の医療と同様に，すべての患者に科学技術の進歩の恩恵を受ける権利がある，と筆者は考えている．

　以上の情報のまとめとして，最新のアメリカ生殖医学会のPGT-Aに対する見解を以下に示しておきたい[6]．

- PGT-A開始当初の成績はFISH法を用いていたため，検査対象の染色体以外に異数性が存在した場合に検出不能であったためにその効果が否定されたと考えられる．
- PGT-Aの生検対象には，生検後の胚発育への影響さらにはモザイク胚の取り扱いの観点からも，分割胚より胚盤胞の栄養外胚葉からの生検が適している．
- 習慣流産の症例についてはPGT-Aの効果は明らかであるが，不育症すべてにおいて効果があるかは明確でない．
- PGT-Aを実施することで単一胚盤胞移植が増加し多胎発生の抑制に効果がある．
- 長期不妊患者にとってはPGT-Aを実施することで妊娠成立までの到達時間の短縮の可能性はあるが，採卵回数を減少することはできない．
- 現時点で多数の論文よりPGT-Aはおおむね良好な成績を示してはいるが，症例選別などに異論のある点もあり，より公正な大規模無作為後方視的検討が行われることが望まれる．
- 結論として，すべての患者にPGT-Aを実施するまでのエビデンスを得るには至っていない．

文献

1) Handyside AH, et al.：Pregnancies from biopsied human preimplantation embryos sexed by Y-specific DNA amplification. *Nature* **344**：768-770, 1990
2) De Rycke M, et al.：ESHRE PGD Consortium data collection XIV-XV：cycles from January 2011 to December 2012 with pregnancy follow-up to October 2013. *Hum Reprod* **32**：1974-1994, 2017
3) Mastenbroek S, et al.：Preimplantation genetic screening：a systematic review and meta-analysis of RCTs. *Hum Reprod Update* **17**：454-466, 2011
4) The STAR Trial：A randomized controlled trial（RCT）comparing pregnancy rates following VeriSeq^{TM} PGS versus standard morphology for elective single embryo transfer（eSET）
5) Simon AL, et al.：Pregnancy outcomes from more than 1,800 in vitro fertilization cycles with the use of 24-chromosome single-nucleotide polymorphism-based preimplantation genetic testing for aneuploidy. *Fertil Steril* **110**：113-121, 2018
6) Practice Committees of the American Society for Reproductive Medicine and the Society for Assisted Reproductive Technology：The use of preimplantation genetic testing for aneuploidy（PGT-A）：a committee opinion. *Fertil Steril* **109**：429-436, 2018

参考文献

- 日本産科婦人科学会：声明/倫理に関する見解インデックス
  http://www.jsog.or.jp/modules/statement/index.php content_id=1

卵子の加齢とミトコンドリアDNA量

　加齢依存性のART（assisted reproductive technology）不成功の原因の多くは染色体異数性に起因し，それを回避する方法としてPGT-A（preimplantation genetic testing for aneuploidy）が行われる．その一方で，PGT-Aによって染色体数正常の受精卵を選別して胚移植を行っても，10%の受精卵は着床せず，妊娠が成立しない．その原因の一部に，加齢依存性の卵子の細胞質，特にミトコンドリアの機能低下があるといわれている．

　ミトコンドリアとは，酸化的リン酸化によるATP合成を介したエネルギー産生をおもな機能とする細胞内小器官である．一般に細胞あたり数千個あるが，卵子は巨大な細胞であり，卵子に含まれるミトコンドリア数は10万個にもなる．各ミトコンドリアは10コピー程度の独自のゲノムDNAをもち，核のDNAとは複製や分配などの挙動をともにしない．

　PGTにおいて割球やTE生検のサンプルを全ゲノム増幅する際に，ミトコンドリアDNAも増幅されるので，全ゲノム増幅産物での定量PCRによりミトコンドリアDNA量の測定が可能である．ミトコンドリアゲノムの特定領域のPCR産物の量を，核染色体の特定領域のPCR産物の量との比率をとることで，細胞あたりのミトコンドリアDNA量を算出することが可能である．

　近年，加齢に従って生検サンプルのミトコンドリアDNA量が予想に反して増加していることが報告された[1]．これは，卵子において加齢依存性の細胞質のエネルギー産生機能低下をミトコンドリアDNA量を増やすことで代償していると考えられる（図）．ミトコンドリアDNAの変異による遺伝性のミトコンドリア脳筋症で罹患臓器のミトコンドリアDNA量が増加するのと同じ原理である．受精卵のミトコンドリアはすべて卵子由来であり，生検時には受精後数日間の細胞分裂を経ているが，もとの卵子の状態を反映しているのであろう．さらには，ミトコンドリアDNA量が多い受精卵ほど着床率，妊娠率が悪いというデータが報告されている[2]．すなわち，割球やTE生検のサンプルでミトコンドリアDNA量を指標にして受精卵を選別することで着床率，妊娠率が向上する可能性が示された．

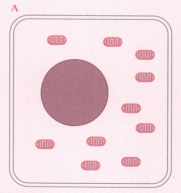
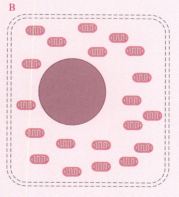

図　核DNAとミトコンドリアDNA．若年女性の卵子（A）と比較し，高年の女性の卵子（B）は細胞質のエネルギー産生能が低下しているため，ミトコンドリア数を増加して代償している．核DNA量とミトコンドリアDNA量の比率が指標となる．

次世代シークエンスによるPGT-Aが主流になった昨今においては，全ゲノムシークエンスのデータの中にミトコンドリアDNAのシークエンスのリードも加わるため，それを定量することで容易にミトコンドリアDNA量を算出することが可能になった．すでに，PGT-A解析ソフトウェアにミトコンドリアDNAの定量プロトコルが標準装備されているものもある．PGT-Aで染色体異数性と同時にルーチンにミトコンドリアDNA量も解析し，移植胚の優先順位付けの材料とするという方法がスタンダードになる可能性がある．さらには，高年の反復ART不成功の症例で，ミトコンドリアDNA量が高い受精卵をくり返す場合は，卵子提供による核移植，もしくはその原理はよくわからないが自家ミトコンドリア注入（オーグメント療法）などの方法が有効となる可能性をも示唆しており，手技自体の安全性の確立が待たれる．

■文献
1) Fragouli E, et al.：Altered levels of mitochondrial DNA are associated with female age, aneuploidy, and provide an independent measure of embryonic implantation potential. *PLoS Genet* **11**：e1005241, 2015
2) Diez-Juan A, et al.：Mitochondrial DNA content as a viability score in human euploid embryos：less is better. *Fertil Steril* **104**：534-541, 2015

（倉橋浩樹）

Part.3
着床前診断の未来

Part.3

1. 着床前診断後のフォローアップ

宇津宮隆史

Point
- □ PGD 後に限らず，ART で生まれた児のフォローアップは重要で，われわれ ART 担当者の責務である．
- □ ART，PGD といえども現在の時点で特に児の異常は認められていない．
- □ 生殖医療は世代を超えた影響を与える可能性があるため，生まれた児の健康調査を成人するまで継続的に行う必要がある．
- □ そのためには公的機関が学際的な組織で調査機構を形成しておく必要がある．

はじめに

体外受精・胚移植（*in vitro* fertilization and embryo transfer：IVF-ET）が成功して 41 年になる．1984 年には凍結胚移植による妊娠，1992 年にはベルギーで卵細胞質内精子注入法（intracytoplasmic sperm injection：ICSI），イギリスで着床前診断（preimplantation genetic diagnosis：PGD）が成功し，生殖補助医療（assisted reproductive technology：ART）の技術は格段に進歩した．その成功を最終的に保証するのはその技術によって生まれた児の健康状態である．われわれの最大の関心はそこになければならない．

ART で生まれた児の健康状態を継続的に検証していくのは生殖医療を行うわれわれの責務である．特に着床前診断（preimplantation genetic testing：PGT）は様々な問題点を抱えた症例に行うことが多く，注意深い検証が必要といえよう．それを行うには多くの困難が伴うが，それを覚悟し，乗り越え，科学的データを蓄積し，ART と PGT の安全性を確認し，反省点も明らかにして，より安全な医療にしていかねばならない．さらに，科学的根拠もなくいたずらに情緒的な視点で発言することも避けねばならない．

わが国における ART で生まれた児の健康調査

a ART の統計調査

わが国では，1983 年にはじめて ART が成功し，当初はその先端的医療は大学病院を中心に行われていたが，専門のスタッフの配置やクリーンルームの設置などの自由度から民間クリニックに広がっていった．

ART の臨床統計は 1991 年にはじめて日本産科婦人科学会（日産婦）生殖医学の登録に関する委員会によるボランティアベースでの調査結果報告が行われ[1]，その後，ART の成績は毎年日産婦に集積され，報告されてきた．2018 年に報告された統計では，2016 年度に ART で生まれた児は 54,110 人と，日本の全出生数の 5.5% を占めるようになった．その先天異常率は 2.4% と自然妊娠児に比

べて高くはないものの，凍結胚移植児の体重が有為に大きいことが指摘されている．

　さて，2004年頃，少子高齢時代を迎え，ARTがさかんに行われるようになり，不妊治療に対する公的経済的助成が行われる動きが出てきた．その際，ARTに対して「不妊治療によって生まれる子どもには奇形が多く，将来その子たちもまた不妊になる」などといったARTに批判的な意見が新聞に掲載され[2]，反論も行われた[3]．当時，生まれた児の健康調査結果は各ART施設から学会発表，論文などで報告されており，ほとんどがARTで生まれた児の健康状態に問題はなく，当院のデータでもむしろ，出生時においては自然妊娠児に比べ，正常児が多い傾向であった．しかし，成長後の児の健康状態について，日本全体レベルでのまとまった調査は行われていなかった．そこで，日本受精着床学会がはじめて全ART施設によびかけ，ARTで生まれた児（5歳児）809例の健康調査[4]を行った．その結果，自然妊娠児に比べ，特段の身体的，精神的異常は認めず，健康に育っている実態が明らかになった．しかし，児の予後調査は今後も継続して行われる必要があると結論づけられている．

ⓑ 長期予後の検証

　この報告がきっかけとなり，日産婦理事長（当時）の「ARTで生まれた子ども3,000人を15歳まで調査しよう」という掛け声のもと，2010年より，厚生労働科学研究，後に日本医療研究開発機構（AMED）において，生殖補助医療により生まれた児の長期予後の検証と生殖補助医療技術の標準化に関する研究が組織され，2008年に胚移植を行って生まれた3,004人と2011年に胚移植を行って生まれた715人，合計3,719人を，非ART児890人，自然妊娠児671人をコントロールとして全国28施設のARTおよび一般施設の協力のもとに調査がはじまった．

　その背景として，ART児は自然妊娠児に比べ先天異常が多いのではないか，低出生体重（新鮮胚移植），高出生体重（凍結胚移植）や心血管系障害の増加などが懸念されていること，さらにインプリント疾患，認知発達障害，自閉症なども懸念され，全国的なレベルで長期にわたるデータ集積の必要性が出てきたことがある．

　この調査では，ART治療・出生時の状態確認，交絡因子記録，および出生後の身体・精神発育，疾患罹患率をみることとされた．調査項目は，日産婦のART登録データおよび，出産週数，性別，出生時体重，母親の就業・保育状況などからなり，身体的発育では母子手帳の身体発育記録，精神運動発達に関しては母親に乳幼児発達スケール（kinder infant development scale：KIDS）の記入を依頼した．これらの調査票を郵送し，自由意思で記入，返送してもらった．

　この研究の優位性として，ART施行時の詳細な記録が利用可能であること，単一民族での研究，多くが単胚移植，ガラス化法凍結胚移植であること，コホート研究であるため，追加調査が可能であることなどがあげられる．

　2018年現在までの結果では，出生時では，身長，体重ともART児が自然妊娠，ART以外妊娠に比べて大きかったが，1歳半では差がなくなった（表1）．6歳ではまた大きくなったが，ボディマス指数（body mass index：BMI）をみると差はなく，ART児は「体格が大きい」と解釈された．これは両親の体格，経済状態などの交絡因子を検討すべき事項と考えられた．

ⓒ 長期予後，現時点での結果

　KIDS乳幼児発達スケールを用いた精神運動発達の調査では，1歳半でART児が各項目で高値を

表1 身体発育

		出生時	1歳半	6歳
体重	自然妊娠	2988.292 g	10375.37 g	19.74538 kg
	ART 以外	2958.746 g	10121.58 g	19.70629 kg
	ART（新鮮胚）	3024.387 g	10517.14 g	20.41086 kg
	ART（凍結胚）	3079.652 g	10451.49 g	20.27384 kg
身長	自然妊娠	48.43793 cm	80.40876 cm	114.2188 cm
	ART 以外	48.46817 cm	79.30521 cm	113.4166 cm
	ART（新鮮胚）	49.09137 cm	80.49174 cm	115.3286 cm
	ART（凍結胚）	49.13062 cm	80.22351 cm	114.7805 cm
BMI	自然妊娠	12.67303	16.0469	15.09425
	ART 以外	12.56623	16.04506	15.29058
	ART（新鮮胚）	12.52775	16.19171	15.28171
	ART（凍結胚）	12.67569	16.22066	15.35662

赤字：$p<0.01$ で他と有意差あり；出生順位（parity），分娩時の妊娠週数，児の性別，出生時の BMI，測定時の日齢で調整後の表
〔宇津宮隆史：不妊治療（含む生殖補助医療）で生まれた子どもに病気は多くなりませんか？．In. 今すぐ知りたい！不妊治療 Q&A ─基礎理論から Decision Making に必要なエビデンスまで─（久慈直昭・他 編），医学書院，2 章 Q7，2019 より〕

表2 KIDS 乳幼児発達スケールを用いた精神運動発達調査結果 （点）

		総得点	概念	運動	対子ども社会性	操作	対成人社会性	理解言語	しつけ	表出言語	食事
1歳半	自然妊娠	83.7	6.5	15.6	8.4	15.6	7.4	9.4	6.9	6.6	7.2
	ART 以外	86.2	7.0	16.4	8.1	16.2	7.7	9.7	7.0	6.6	7.4
	ART（新鮮胚）	87.1	7.0	16.4	8.4	16.4	7.7	9.8	7.0	7.0	7.5
	ART（凍結胚）	88.3	7.0	16.4	8.5	16.5	7.8	10.0	7.2	7.2	7.6
6歳	自然妊娠	120.6	14.8	14.1	15.1	14.5	12.9	15.2	19.4	14.7	
	ART 以外	118.8	14.6	13.8	14.6	14.4	13.0	14.7	19.3	14.4	
	ART（新鮮胚）	119.2	14.7	14.1	14.6	14.4	13.0	15.0	19.1	14.4	
	ART（凍結胚）	120.0	14.8	14.0	14.8	14.5	13.0	15.0	19.3	14.6	

赤字：$p<0.01$ で他と有意差あり；出生順位（parity），分娩時の妊娠週数，児の性別，出生時の BMI，測定時の日齢で調整後
〔宇津宮隆史：不妊治療（含む生殖補助医療）で生まれた子どもに病気は多くなりませんか？．In. 今すぐ知りたい！不妊治療 Q&A ─基礎理論から Decision Making に必要なエビデンスまで─（久慈直昭・他 編），医学書院，2 章 Q7，2019 より〕

示したが，6歳では差はなくなった（表2）．これは1歳半では母親の主観が作用したものと解釈された．

この調査は6歳時点では回答率が48%とほぼ良好であったが，今後低下することをいかにして防ぐかが重要になってくる．なお，この調査はARTで生まれた児を15歳までみるという長い期間での継続調査になることで，世界的にもみられない成果が期待され，われわれ生殖医療を行う側にとっても貴重な実績になると思われる．

世界のART統計

世界中でARTが行われるようになり，今までにARTで生まれた児は500万人とも700万人ともいわれている．出生時の状態や，生まれた児のある年齢での健康状態を調べた報告は多いが，継続的で多数例という報告はない．国際生殖補助医療モニタリング委員会（International Committee Monitoring Assisted Reproductive Technologies：ICMART）が世界のARTを集計し，報告を行っているが，それにはかなり大きな割合を占めるはずの中国，インドは含まれていない．また，そこには生まれた児の数までは把握されているが，出生後の状態は検討されていない．2018年の報告[5]によると，2011年には65か国，2,560のARTクリニックで1,115,272周期（2014年度：1,647,777周期）のARTが行われ，394,662児（2014年度：311,193分娩，357,344児）が生まれた〔（ ）内は2018年にバルセロナで開催された欧州生殖医学会（European Society of Human Reproduction and Embryology：ESHRE）学術集会で発表された2014年度分のICMART報告〕．

特徴として，PGTが13,843回（2014年度：30,914回）と増加し，特にPGTではPGT-A（preimplantation genetic testing for aneuploidy）が半分以上を占めている，また凍結胚移植296,828周期（2014年度：456,192）が増加している．2014年度分では全胚凍結が130,065周期と，前年に比べ53%増加し，そのうち日本が83,303周期と突出している．

ここで注目すべきは，採卵周期に対する児獲得率は世界全体でIVF 17.6%，ICSI 19.0%であるが，日本は約8%と最も低い（図1[5]）．この理由は全胚凍結が多いためとされているが，そのほかに自然周期ART，低刺激周期ARTが多いためと思われ，これらの方法は効率がよいとはいえないと考えられ，わが国のARTの方法論は再考されるべきであろう．

世界のPGT統計

PGTの全世界的なデータ集積はESHREのPGD Consortiumによって1999年から14回報告されている．2017年の報告[6]では，世界中で2011～2012年に行われたPGDの記録について，71のセンター（日本からは，加藤レディスクリニック，セントマザー産婦人科医院，セント・ルカ産婦人科の3施設）から報告を受け，解析しており，それによると，11,637周期のPGDが行われ，2,147の妊娠周期で1,755人の児が生まれている．1,953周期は染色体異常，144周期はX関連遺伝子疾患，3,445周期は単一遺伝子疾患，6,095周期はPGS，38周期は性別判断のために行われた．2010～2012年にかけて，顕著な傾向として，解析方法が蛍光 in situ ハイブリダイゼーション（fluorescence in situ hybridization：FISH）からアレイCGH（array comparative genomic hybridization）法に代わってきており（PGSでは4%から20%，PGDでは6%から13%），それに伴って，染色体構

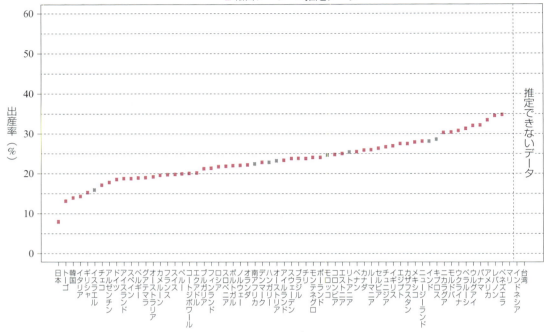

図1 採卵周期に対する児獲得率

〔Adamson GD, et al.：International Committee for Monitoring Assisted Reproductive Technology：world report on assisted reproductive technology, 2011. Fertil Steril 110：1067-1080, 2018 をもとに作成〕

造異常については生体検査（生検）が分割期（1% 以下）から胚盤胞期（7%）へと変化していることが述べられている．

　2018 年の ESHRE 学術集会 PGD Consortium meeting で発表された 2016 年のデータによると，図2 に示すように 4,665 例の PGT が行われ，そのうち最も多いのが PGT-A で，次にほぼ同じ割合で PGT-M（preimplantation genetic testing for monogenic/single gene defects），次が PGT-SR（preimplantation genetic testing for structural rearrangement）であった．図3 に解析方法を示すが，PCR（polymerase chain reaction）が最も多く，次にアレイ CGH 法，その次に NGS（next generation sequencing），そして FISH，SNV（single nucleotide variant）アレイとなっている．今後はその精度，管理方法，経費などの面から NGS が増加すると思われる．図4 に移植可能胚の率を示しているが，ほぼどの方法でも 35% 前後の良好胚が得られているようである．ここで日本人として目を引かれるのはヒト白血球型抗原（human leukocyte antigen：HLA）理由での検査であり，これは血液疾患患者への対策である．図5 に適応別の妊娠率を示す．ここでも 25〜35% の妊娠率を示し，ほぼ良好な結果といえよう．

世界の ART で生まれた児の調査報告

ⓐ 身体・精神的発育の調査

　ART で生まれた児のその後の健康状態については様々な施設，機関から報告されている．最近では，生まれた時点での調査に加え，5 歳以後の身体，精神的発育の調査が報告されている．2004 年に報告されたベルギー，アメリカ，ノルウェーの共同研究[7]では，5 歳時点での ICSI 児と自然妊

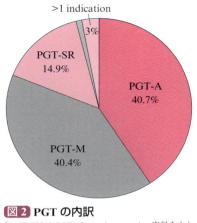

図2 PGTの内訳
〔ESHRE2018 PGD Consortium meeting 資料をもとに作成〕

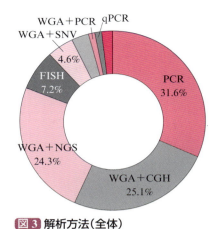

図3 解析方法（全体）
〔ESHRE2018 PGD Consortium meeting 資料をもとに作成〕

娠児の精神心理的発育の比較を行い，ICSI児では自然妊娠児に比べ，ブロックデザインや組み立ての能力などが低いとの差が出たが，文化的相違や交絡因子のバイアスによると考えられ，本質的には差はないとしている．2008年のベルギーからの報告では，10歳児の認識・運動能力について，ICSI児と自然妊娠児を比較した結果，運動能力ではバランス力はICSI児が高く，それ以外に差はなく，IQは8歳ではICSI児が高く10歳では自然妊娠児が高かったが，これには母親の教育レベルやホルモンの影響が関与すると考えられた．オランダからは，5～8歳のICSI児86例，IVF児83例，自然妊娠児85例のIQ比較の結果が報告され，ICSI児でIQが低い結果であったが，対象者数が少ないことや不妊原因やそのほかの詳細な交絡因子の検討が必要としている．

ドイツからは，同様に5歳と10歳のICSI児とIVF児のIQを調査し，IVF児に比べ，ICSI児で低値を示したと報告されている．アメリカからは，8～17歳までの423児について，学習能力の測定を行い，スコアはすべてART児が高く，凍結胚移植児との差はなく，これらは両親の教育レベルの高さや母親の年齢などが関与すると述べられている．そのほか，アメリカ，オーストラリア，イギリスなどによっても，精神，身体的発育にいくらかの違いはあるものの，大きな問題点はみつからないが，今後も注意深く観察する必要が述べられている．

ⓑ 先天異常・がんの調査

先天異常については，オランダから，1997～2010年の間に生まれた先天異常児4,525例の調査結果が報告され[8]，そのうち340児が軽度の不妊症，139児がIVFまたはICSI，201児が自然妊娠によって生まれた児で，それらのうち，軽度不妊では腹壁欠損，尿道下裂，心臓奇形，インプリント異常がみられ，IVF/ICSIでは多指症のリスクがみられた．

不妊治療のうち，ARTで生まれた2,351児とコントロールグループの自然妊娠で生まれた449児の比較では[9]，先天異常率はART児では3.8%，自然妊娠児では3.3%であり，差はなかった．しかし一般自然妊娠群に比べると高いと述べている．

ART児のがんのリスクについては，1982～2005年にかけてARTで生まれた26,692児の調査[10]で，1.42（95% confidence interval：1.09～1.87）と，やや高いと報告されている．

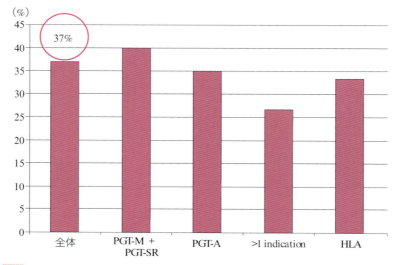

図4 移植可能胚の率
〔ESHRE2018 PGD Consortium meeting 資料をもとに作成〕

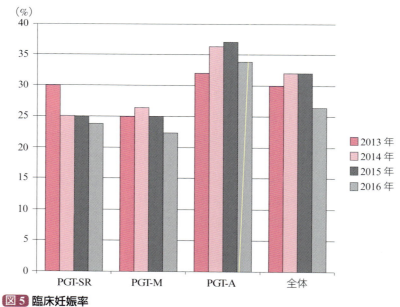

図5 臨床妊娠率
〔ESHRE2018 PGD Consortium meeting 資料をもとに作成〕

ⓒ インプリント異常

　ARTでは，精子，卵子，そして受精，胚発育の時期を人工環境のもとで扱うデリケートな手技を要する．そしてこの時期は配偶子や胚にとっては，エピジェネティックな変化が起こる時期と重なる．配偶子は始原生殖細胞期にいったんインプリントは消去され，その後，新たにインプリントされる．胚は受精後3日目までは卵子のゲノムによって成長し，3日目に精子のゲノムが加わり，さらにこの時期にはX染色体不活化やミトコンドリアの数的減少から急激な増加という胚内の激

しい変化が起こっている．この時期にインプリントに与える環境の影響は畜産学から示唆されており[11]，それは過体重産仔症候群として早くから注目されてきた．それらの視点から，ARTとインプリント異常，特にBeckwith-Wiedemann症候群やAngelman症候群が報告され，わが国でも全国の病院の小児科を対象に，疫学的手法を用いた調査を行い[12]，1,602施設から得られたアンケート結果を解析した報告で，インプリント異常児の増加が示唆されている．そして今後はそれらの遺伝子解析と病型，およびARTとの関連性の解析の必要性が述べられている．

デンマークで7年間に生まれた44万人以上の自然妊娠児と6,052人のART児の比較を行った報告[13]によると，インプリント異常に差はないが，脳性麻痺がART児に多かったと述べられている．

世界のPGTで生まれた児の調査報告

PGTでは，当初，受精後3日目の6～8分割の胚から1～2個の割球を生検する方法が一般的であった．PGTによる診断の正確性，有効性は別にして，この割球が12～16%削除されること，またその侵襲操作そのものが胚発育に与える影響については検証しておかねばならない．

出生時の状態については，2005～2012年にかけて245例のPGD児を調べた報告で，子宮内発育，出生時体重などに差はなかったが，妊娠期間がPGD例でやや少なかったと述べている．

大掛かりな調査が，PGD児149例，IVF/ICSI児36,115例，自然妊娠児909,624例を比較して行われ[14]，その結果，自然妊娠児に比べ，PGD群に前置胎盤，帝王切開，妊娠期間短縮例，長期入院期間例が多くみられるが，特有ではなく，IVF/ICSI群と同じであるので，原因はむしろ親の疾患による産科的合併症によると推察されている．

また，PGD/PGSの生検のタイミングについて，受精3日目の分割期と5日目の胚盤胞期の比較において，妊娠高血圧例が胚盤胞期生検群で多かったが，生まれた児の状態には差はなかったと報告されている．

精神・運動発達については，2歳児について，54例のPGS児と77例のコントロール児を比較した多施設共同ランダム化比較試験(randomized controlled trial：RCT)による研究において，特に両者間で差はなかったが，Hempel examinationの神経学的達成度テストでやや低い傾向がみられ，注意が必要であると報告されている．

また，心理社会的発育について，5～6歳児でprospective case control studyでPGD児47例，ICSI児50例，自然妊娠児55例を比較した結果[15]，家族・家庭環境を考慮してもそれらの児に差はないことが報告されている．同様にPGSで生まれた5歳児，9歳児について，有意差はないとされている．

わが国におけるPGTのフォローアップ機構への提案

これまで述べたように，PGTのフォローアップといっても，その内容は多岐にわたり，PGTを行う理由としての診断から，ARTの方法，PGT診断成績，妊娠，分娩の状況，生まれた児の状態，およびその後の成長など，児の状態を評価する方法，それらのデータの集積方法，解析方法などが含まれる．その大きな目標は何かを考え，それに基づいて各項目を設計し，内容について医療側，患者側のコンセンサスを得ておかねばならない．

ⓐ フォローアップ機関の構成

　この事業においてはそれらを総括的にまとめる公的機関の構築が求められ，それは日産婦，日本医学会，日本小児科学会，日本人類遺伝学会などとの連携を考えねばならない．このPGTに関する機関は誰で構成されるのか，どこまでの機能が要求されるのか，またどの程度のコントロールが可能なのか，責任の所在範囲などを決めておかねばならない．特にPGTには様々な倫理問題が関与することが多いため，医療側だけでなく，ほかの分野からの意見を尊重するために，社会，倫理，宗教，哲学分野，および一般市民の方々にも参加をお願いすべきである．

　またこの機関は一定期間ごとに成績の発表，問題点の洗い出し，解決方法，その他参加者の意見調節などを行うべきである．

ⓑ PGT-ARTの登録

　PGTを行う場合は現在，その原因疾患，理由，ARTの方法，臨床遺伝専門医または認定遺伝カウンセラーによるカウンセリングを受け，施設内倫理委員会を通して，日産婦倫理委員会に申請しなければならない．今後は世界の趨勢からも，PGT-AおよびPGT-SRは施設認定された施設で施行後の報告のみで実施され，またPGT-Mは従来どおり症例ごとに日産婦倫理委員会に申請して実施となるであろう．その後，ARTに入るが，このPGTのフォローアップにおいては，どの時点で登録するのか，内容および報告をどうするのか決めておかなければならない．また，PGTを計画・実施する施設は，解析方法がFISH法などからCGH，NGS法など，かなり専門的な方法に移行したことにより，生検施設，検査施設，および解析施設の三者がそれぞれ独立するであろうし，そのほうが正確，公平な結果が得られるため，それらの施設との関係性の整備が必要であろう．

ⓒ PGT-ARTの結果（成績）

　PGTを行う方法としては，早く結果を出すこと，検査できる胚が多いほうが患者にとっても有利であることから，HMG/FSHを用いた調節刺激法を勧められる．その際の使用薬剤や具体的な方法まで調査するのか，計画前に全体の意見を統一する必要がある．

　また，PGTの結果が正確であったか，ほかの手段で確認する必要があるのか，確認するのであればその方法，時期などを決めておく必要がある．

ⓓ 生まれた児の調査（分娩時）

　現在でも生まれた児の調査は通常，どこでも行われていると思われるが，その内容について各項目を統一させておくことは重要である．現在日産婦へ報告している内容で十分なのか，それ以上の項目が必要なのか，検討も必要であろう．また，分娩病院がART施設ではない場合が多いため，この二者の連携，信頼関係を構築しておく必要もある．

　当院の経験では，出産時調査の返信率は96％を超えるため，この時点では確実な結果が得られると思う．

ⓔ 児の成長時の調査

　成長過程での調査では，親による自己申告にするのか，小児科医による検診とするのか，決めておく必要がある．信頼性が高いのは小児科医による検診であるが，実地上困難を伴うことが多い．

自己申告では主観が入ることが否めない．

AMED 研究では 6 歳までは KIDS 乳幼児発達スケールを用いた．一部に母親の主観が作用したと推測される結果も得られている．検診方法は最終的には世界レベルでの比較を考え，実地方法の容易性，正確性，予測回収率なども含め，どの検査方法が最良か検討しておくべきである．また児の年齢によって検査方法が変わることも認識しておく必要がある．

f 集計方法

調査票は郵送にするか，IT 利用とするかについても検討が必要である．郵送では手間がかかるが，発送数はそれほど多くはないはずで，確実に行われる．IT 利用の場合はどの時点から IT 利用とするか．患者に直接入力してもらう方法でもよいかもしれない．

AMED の場合は郵送であるが，6 歳時点の調査で返信率が 50% を切り，8 歳時点では 30% を切っているように，従来の方法では返信率が著しく下降する．環境省の「子どもの健康と環境に関する全国調査（エコチル調査）」では 7 歳児の返信率が 80% という．この良好な返信率の理由は，返信ごとに謝礼を交付しているとのことで，今後のこのような調査においては何らかのインセンティブを工夫しなければならない時期にきている．そのためには，財政的バックアップも確保する必要がある．そのような予算獲得方法を模索し，PGT の費用に一定の負担金をかけて蓄積しておくなど，何らかの対策が必要であろう．

g データ解析方法

データは信頼のおける解析方法を用いなければならない．そのためにはデータ解析の専門家にメンバーに加わってもらい，第三者の視点で成績を出す必要がある．また，その結果はある一定期間ごとに報告，検討，発表されなければならない．

おわりに

AMED の「ART で生まれた子ども 3,000 人を 15 歳まで」調査するプロジェクトにかかわって 10 年以上になるが，その結果は自然妊娠とは異なる ART においても健康な児が生まれ，元気に育っていることに安堵している．

しかしまだ気づいていない変化や，今後の ART の技術，使用薬剤などの影響，そして PGT においてはさらに複雑な行程を経ることを考えると，今後もっと正確な，バイアスのないデータの蓄積と解析，およびそれに基づく新たな提案を行うことが責務であろう．それができてこそ，この医療が科学的で安全なものであることを広く世に示すことができる．

その遂行にあたっては解決しておくべき機構的，人的，心理的，そして社会的問題点が数多くあることが考えられ，困難かとは思うが，わが国は homogeneous な社会で，「まじめ」な国民性がある．PGT という非常に複雑な医療においてもその長所を生かしてきちんとしたデータ集積を行い，安全な医療を届ける役割を加速させねばならない．それが次代へのわれわれの責務である．

■文献

1) 日本産科婦人科学会理事会内委員会：平成 2 年度生殖医学の登録に関する委員会報告（平成元年分の臨床実施成績

と昭和63年末までの治療により出生した児の調査成績).日本産科婦人科学会雑誌 **43**：470-476, 1991
2) 松尾宣武：[論点] 生殖補助医療の光と影. 読売新聞(朝刊), 2004年2月27日
3) 宇津宮隆史：[論点] 不妊治療に誤解. 読売新聞(朝刊), 2004年3月8日
4) 市川智彦・他：平成9年分(1月1日〜12月31日)実施の生殖補助医療による出生児の生後発育に関する調査報告. 日本受精着床学会雑誌 **23**：1-18, 2006
5) Adamson GD, et al.：International Committee for Monitoring Assisted Reproductive Technology：world report on assisted reproductive technology, 2011. *Fertil Steril* **110**：1067-1080, 2018
6) De Rycke M, et al.：ESHRE PGD Consortium data collection XIV-XV：cycles from January 2011 to December 2012 with pregnancy follow-up to October 2013. *Hum Reprod* **32**：1974-1994, 2017
7) Ponjaert-Kristoffersen I, et al.：Psychological follow-up study of 5-year-old ICSI children. *Hum Reprod* **19**：2791-2797, 2004
8) Seggers J, et al.：Congenital anomalies in offspring of subfertile couples：a registry-based study in the northern Netherlands. *Fertil Steril* **103**：1001-1010, 2015
9) Levi Setti PE, et al.：Obstetric outcome and incidence of congenital anomalies in 2351 IVF/ICSI babies. *J Assist Reprod Genet* **33**：711-717, 2016
10) Källén B, et al.：Cancer risk in children and young adults conceived by in vitro fertilization. *Pediatrics* **126**：270-276, 2010
11) Sinclair KD, et al.：In-utero overgrowth in ruminants following embryo culture：lessons from mice and a warning to men. *Hum Reprod* **15**：68-86, 2000
12) 有馬隆博：ゲノムインプリンティング異常症5疾患の実態把握に関する全国多施設共同研究. 厚生労働科学研究費補助金難治性疾患克服研究事業平成22年度総括研究報告書, 2010
13) Lidegaard O, et al.：Imprinting diseases and IVF：Danish National IVF cohort study. *Hum Reprod* **20**：950-954, 2005
14) Bay B, et al.：Preimplantation genetic diagnosis：a national multicenter obstetric and neonatal follow-up study. *Fertil Steril* **106**：1363-1369, 2016
15) Winter C, et al.：Psychosocial development of full term singletons, born after preimplantation genetic diagnosis(PGD)at preschool age and family functioning：a prospective case-controlled study and multi-informant approach. *Hum Reprod* **30**：1122-1136, 2015

Part.3
2. 着床前診断の遺伝カウンセリング

加藤麻希

> **point**
> □ PGTの遺伝カウンセリングは情報提供以外に，夫婦の語りを通して気持ちや考えを共有するために重要な過程である．
> □ JAPCOは標準的な遺伝カウンセリングの提供と質の向上を目指した取り組みを行っている．
> □ PGTは疾患の重篤性が重要な論点の1つであるが，重篤性の考え方は治療法・薬の出現などで変わることもある．
> □ 性別や保因者か否かで子宮に戻す胚を区別しないことをクライエントとの共通認識とすべきである．

はじめに

　2018年6月，日本産科婦人科学会の「着床前診断に関する見解」が改定された．着床前診断（preimplantation genetic testing：PGT）の位置づけが臨床研究から医療行為へと書き換えられ，施設認定や個々の症例の審査方法なども見直しの対象となった．そんな中で，遺伝カウンセリングに求められる役割は，変わらずその重要な位置づけがなされている．その一方で，PGTの実施が可能な施設が不足しているだけでなく，対応可能な認定遺伝カウンセラーの数はさらに限られているといった問題に直面している．日本着床前診断コンソーシアム（Japan PGD Consortium：JAPCO）はこの点に着目し，PGTを希望するクライエントが全国どこでも標準化された質の高い遺伝カウンセリングを受けられるような体制づくりのために画期的な取り組みをはじめた．本項では，遺伝カウンセリングの歴史から触れ，PGTにおける遺伝カウンセリングやPGTの倫理的問題について筆者の経験も交えて述べたい．また，受精胚を選別するPGTで懸念される優生思想や，受精卵ゲノム編集についても言及し，PGTの遺伝カウンセリングにかかわる概念を整理したい．

遺伝カウンセリング

ⓐ 遺伝カウンセリングの歴史

　遺伝カウンセリングということばは，1947年にアメリカの人類遺伝学者Sheldon Reed博士によって提唱されたものである．その背景には，育種学のように遺伝的性質を改変する技術として発展した遺伝学が優生思想に発展・利用された過去に対する反省がある．こうして生まれた遺伝カウンセリングは，第二次大戦後の欧米諸国において，医療現場に浸透することになったが，わが国は遅れること1956年に日本人類遺伝学会が創立され，ようやく遺伝カウンセリングが徐々に検討されていくこととなった．その後，遺伝医学の専門知識の提供だけでなく心理学的側面や倫理的側面からの知識も重要視されるようになり，十分な時間をかけてクライエントと向き合うために，医師

> **表1 遺伝カウンセリングの定義①**
>
> 遺伝カウンセリングは，疾患の遺伝学的関与について，その医学的影響，心理学的影響および家族への影響を人々が理解し，それに適応していくことを助けるプロセスである．
> このプロセスには，以下の3点が含まれる
> ①疾患の発生および再発の可能性を評価するための家族歴および病歴の解釈
> ②遺伝現象，検査，マネージメント，予防，資源および研究についての教育
> ③インフォームド・チョイス（十分な情報を得たうえでの自律的選択），およびリスクや状況への適応を促進するためのカウンセリング

〔日本医学会：医療における遺伝学的検査・診断に関するガイドラインより〕

> **表2 遺伝カウンセリングの定義②**
>
> 遺伝カウンセリングとは，遺伝性疾患の患者・家族またはその可能性のある人（クライエント）に対して，生活設計上の選択を自らの意思で決定し行動できるよう臨床遺伝学的診断を行い，遺伝医学的判断に基づき遺伝予後などの適切な情報を提供し，支援する医療行為である．遺伝カウンセリングにおいてはクライエントと遺伝カウンセリング担当者との良好な信頼関係に基づき，さまざまなコミュニケーションが行われ，この過程で心理的精神的援助がなされる．遺伝カウンセリングは決して一方的な遺伝医学的情報提供だけではないことに留意すべきである．

〔日本遺伝カウンセリング学会：遺伝学的検査に関するガイドラインより〕

とは独立しクライエントの自律的な決定を支援する立場としての専門職（遺伝カウンセラー）の必要性が増すこととなった．アメリカでは，1970年代から専門職としての遺伝カウンセラー養成を開始していたが，わが国では2005年に日本人類遺伝学会と日本遺伝カウンセリング学会が共同認定する非医師を対象とした認定遺伝カウンセラー制度がはじまった．一方，医師対象の臨床遺伝専門医制度は2002年から開始している．臨床遺伝専門医と認定遺伝カウンセラーとのタッグにより行われる遺伝カウンセリングでは，疾患理解のための専門的な情報提供は医師から，心理支援やそのほかの情報提供は認定遺伝カウンセラーから行われることが多い．施設によって体制が異なるため，認定遺伝カウンセラーが遺伝医学的な情報提供からすべて行い，医師が必要に応じて情報を付加・助言するケースもあり，遺伝カウンセリング体制に決まりがないことがうかがい知れる．

ⓑ 遺伝カウンセラーに求められる条件

遺伝カウンセリングの定義は，日本医学会「医療における遺伝学的検査・診断に関するガイドライン」と日本遺伝カウンセリング学会「遺伝学的検査に関するガイドライン」にそれぞれ表1と表2のように示されている[1,2]．これらの定義からもわかるように，遺伝カウンセリングは専門家による一方的な情報提供を行う相談行為ではなく，クライエントが自身の決定のもとに行動変容を起こすことを支援する非指示的なプロセスで，アメリカの心理学者 Carl Ransom Rogers が提唱したクライエント中心療法として広く知られている．

Rogersによれば，クライエントには自ら成長する力が備わっている，とし，忠告やアドバイスといった「指示的」な行為を批判している．クライエントの力を引き出すためにカウンセラーがすべきことは，受容的態度と共感的理解でもってクライエントの語りに耳を傾けること（傾聴）である．以下にカウンセラーに求められる基本的態度の3条件を示す．

> ①純粋性（自己一致）：カウンセラー自身がありのままの自分を受け入れていること，言動が一致していること
> ②受容的態度：無条件にクライエントに関心をもつこと
> ③共感的理解：単にクライエントの感情に同調するのではなく，クライエントの立場からクライエントの気持ちや考えを理解しようとすること

このカウンセラーに求められる基本的態度の3条件は，信頼関係（ラポール）の構築に重要で，さらにカウンセリング技法を駆使することで最終的に遺伝カウンセリングの出来を左右することにな

る．一見簡単そうに思えるが，あらゆる技法を駆使してクライエントに寄り添うためには訓練と経験が必要である．

● PGTにおける遺伝カウンセリング
1) PGT診療における認定遺伝カウンセラーの役割と必要性

　PGTは，日本産科婦人科学会の見解にあるように，夫婦の希望のまま実施されることはなく，客観的な立場から遺伝学的情報提供とクライエントの医学的理解や医師の確認などを含む，高い倫理観のもとに行われる遺伝医療で，遺伝カウンセリングを必須としている．実際には，自施設の有資格者による遺伝カウンセリングのみならず，第三者施設による遺伝カウンセリングを受けることも義務化しているという徹底ぶりである．遡ること2005年には，欧州生殖医学会(European Society for Human Reproduction and Embryology：ESHRE)PGD consortiumにおいて作成されたPGD recommendationの中で，PGTを希望するカップルに対して有資格者が非指示的にカウンセリングを行うべきであると示されている[3]．

　PGT実施前の遺伝カウンセリングは，クライエントにとってPGTが適切な手法なのかどうか，PGTを進めることで被るかもしれない不利益に対してどのように立ち向かうのか，といったことをクライエント自身が考え自己決定するために重要な過程である．漠然と，遺伝性/染色体疾患をさけて児をもうける手法の1つとしてPGTを希望するクライエントがいるが，多くの場合，直面している疾患については理解しているものの，PGTがどのような経過を経て，どのようなネガティブな一面(誤診断のリスク，卵巣過剰刺激症候群のリスク，すべて罹患胚の可能性，そもそも採卵がうまくいかない可能性など)が想定されるかといったことに対する知識をもっていない．遺伝カウンセリングでは，そのような不足情報を補いつつ，クライエント夫婦を理解するためにもこれまでの経過や動機を語ってもらう．この語りによって，クライエントがクライエント自身の気持ちを再確認することで改めて考えてもらい夫婦で分かち合うといった効果を期待し，最終的に非指示的にPGTに向かうか否かの決断をクライエント自身が行うことになるため，PGTに至る過程に遺伝カウンセリングは必要不可欠であるといえる．

2) PGT診療を担う認定遺伝カウンセラー

　日本人類遺伝学会と日本遺伝カウンセリング学会が共同認定する認定遺伝カウンセラーは，大学院養成過程(修士課程)を修了し認定試験に合格して得られる資格だが，全国約15大学から毎年20名程度しか輩出されないため，2018年10月現在で約230名しかいない．この約230名の中には，看護師や臨床検査技師など通常業務と並行して遺伝カウンセリングを行う方も多く，実働数はさらに少ない．昨今必要とされている認定遺伝カウンセラーの分野からすると，がん領域，そして無侵襲的出生前遺伝学的検査(non invasive prenatal genetic testing：NIPT)の領域は認定遺伝カウンセラーの不足が最重要課題として認識されており，積極的に認定遺伝カウンセラーが動員されつつある一方で，PGTの遺伝カウンセリングを行える生殖・不妊領域にかかわるカウンセラーの数が全く不十分であることは容易に想像できる．

　実際にPGTを実施している施設はまだ数少ないため陪席等の重要な実習ができず，また到達目標やカリキュラムも整備されていないという問題もある．藤田医科大学大学院の認定遺伝カウンセラー養成課程を例にとると，近年では，不妊クリニックに勤務するコメディカルが資格取得を目指して入学されるというケースが多くみられる．養成課程をもつ大学が限定されている以上，生殖・

不妊領域に特化した認定遺伝カウンセラーの創出は遅々として進まない．つまり，生殖・不妊領域に携わる医療機関は高年妊娠の増加や生殖医療の進展に伴い需要が高いものの，その傾向に反比例するように数少ない認定遺伝カウンセラーの確保は難しいため，この人手不足の解消が喫緊の課題といえよう．

3) JAPCO における取り組み

　数年前の日本産科婦人科学会の見解改定によって，これまで認められていなかった診療施設と解析施設の分離が認められるようになったことを受けて，生殖補助医療と遺伝子・染色体解析の両方ができるアカデミアのような特定の診療施設以外でも，一般の不妊クリニックが検査を外部委託することによりPGTの診療施設として申請することが可能になった．その結果，対象となる患者は居住地周辺の不妊クリニックでPGTの実施が可能になったが，現状では遺伝カウンセリング体制が追いついていない．JAPCOに参加しているごく一部の施設にはすでに認定遺伝カウンセラーが在籍しているが，大多数の施設には在籍しておらず，他施設から非常勤として雇用する以外に認定遺伝カウンセラーを確保する手段がない．

　そこで，JAPCOでは，生殖・不妊領域における遺伝カウンセリングの充実化に向けた取り組みとして，PGT遺伝カウンセリング経験のある認定遺伝カウンセラーの紹介および非常勤としての派遣を行っている．また，全国どの施設においても偏りのない遺伝カウンセリングをクライエントに提供するために，遺伝カウンセリング資料の提供も検討している．また，新規でPGTを開始することを計画しているクリニックに対しては，遺伝カウンセリング専門外来を立ち上げるために，認定遺伝カウンセラーを派遣し，PGTの遺伝カウンセリングに関する勉強会を行うことで，体制づくりを支援し，一定の成果を上げつつある．

　2018年にPGTの申請に関する改定が行われ，現時点でPGT症例がなくても，PGT実施施設の登録を先行して行うことになった．新規で施設登録が承認された施設に対しては，JAPCOのつながりを利用した認定遺伝カウンセラー紹介，派遣サポートによって，全国のクライエントに標準的な遺伝カウンセリングを受ける機会を提供するだけでなく，さらなる遺伝カウンセリングの質の向上につながると期待している．

4) 遺伝カウンセリングの実際

　PGTは，染色体の構造異常を原因とした流産をくり返す場合と，重篤な遺伝性疾患の体質をもつ児を出産する可能性がある場合を対象にしている．当院の遺伝カウンセリング室に来談されるクライエントがPGTを希望するに至った過程は様々である．メンデル遺伝病の場合の多くは，親族に当該疾患の患者がおり，保因者診断の結果としてリスクを知り来談される．他にはいったん出生前診断を選択したが，期待した結果が得られず，二度とそのような思いはしたくないというケース，また，それを予想したうえではじめからPGTを希望して来談するケースなど多岐にわたる．近年の特殊なケースとしては，未診断疾患イニシアチブ（initiative on rare and undiagnosed diseases：IRUD）で得られた希少疾患の遺伝学的検査の結果を踏まえ，非罹患児をもうける選択肢の1つとしてPGTを知り希望するといったケースが増えつつある．不妊クリニックの場合は，流産をくり返す反復流産あるいは習慣流産から染色体検査を行い，夫婦のどちらかに染色体異常が判明したことでPGTを検討するといった流れが多いと思われるが，遺伝性疾患を抱える患者が不妊クリニックに通院しているケースもある．大学病院とクリニックとでは扱う疾患や体制など異なる点はあるものの，ここでは，当院を例に，遺伝カウンセリングに至るまでの一連の流れを紹介したい．

まず，クライエントから遺伝カウンセリングを希望する電話を受ける．そこで15〜20分ほどかけて，予診票に従ってこれまでの経緯（動機，不妊治療歴，遺伝学的な検査結果の有無，家系情報など）の聞き取りと，事務的な確認（時間，費用，来談者は誰かなど）を行う．

　遺伝カウンセリングで家系を視覚的に理解する家系図は，一般社会や日常診療で使われるような家系図とは異なり非常に重要な意味をもつ．そのため，誰がみても理解できるように，遺伝医学で使われる家系図は共通ルールに従って作成される．このルールの中には「いつ，誰が家系図を作成したか」といった記載も必要とされている．PGTの場合，家系の中に当該疾患の患者がいたり，夫婦自体に流産・死産の経過があったり，前子と次子の間に何年にもわたるタイムラグのあるケースがある．時間が経てば家系内の状況は変わるため，常に新しい家系図のもとに遺伝カウンセリングを行う必要がある．また，修正箇所をわかりやすくしておくことで家族に起きた変化が一目瞭然になるため，家系図作成はおろそかにすべきではない．いわて東北メディカル・メガバンク機構が提供している自動家系図作成ソフト f-tree®や，近畿大学の家系図描画ツールなど様々な家系図作成ツールがあるため，自身に合うツールを取り入れていただきたい．

　予診票作成で重要なことは，直接クライエントに相対する場面は後日にもかかわらず，電話を受けた時点から遺伝カウンセリングがはじまっているということである．クライエントが遺伝カウンセリングを受けようと考えはじめた時点から，クライエントの中で遺伝カウンセリングやカウンセラーに対するイメージ・想いが巡らされている．ここでは実際には会っていないにもかかわらず，直接会話を交わすことで，クライエントが思い描いた遺伝カウンセラーに対するイメージがネガティブあるいはポジティブのどちらにもなり得るので，それがそのまま初回の遺伝カウンセリングに影響を及ぼし得ることに注意すべきである．

　次に，聞き取った情報をもとにして，他職種が参加するカンファレンスでクライエントに提供する臨床遺伝学的情報や心理支援のポイントの整理を行う．必要に応じて，カンファレンスを複数回行う場合もあれば，クライエントとやり取りを重ねて事前に不明点を明確にすることもある．

　遺伝カウンセリング当日は，事前に準備した資料を用いて，染色体や遺伝子といった遺伝医学の基礎，疾患や染色体構造変化の説明，遺伝子あるいは染色体の変化が次世代に伝わる可能性，PGTにかかわる技術（体外受精，胚生検，診断，胚移植など）や費用，倫理審査，PGTに伴うリスクなど広範囲にわたる情報提供を行う．そして，後日，PGTを行うか否かの夫婦の意志をお聞きすることになる．このように，PGTの意思を確認するまでには，多大な労力と時間を要するため，クリニックで同様の遺伝カウンセリングを実施するためには，認定遺伝カウンセラーを含む専任スタッフの確保は重要な課題と考えられる．

---

1. クライエントから電話を受ける（遺伝カウンセリング希望）
   ↓
2. 予診票・家系図作成（動機，不妊治療歴，遺伝学的な検査結果の有無，家系情報など）
   ↓
3. カンファレンス（臨床遺伝学的情報や心理支援のポイントを整理）
   ↓
4. 遺伝カウンセリング（必要に応じて複数回）

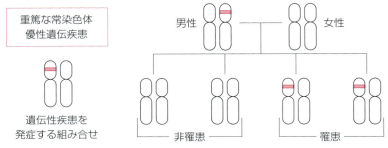
図1 常染色体優性遺伝疾患の遺伝のしかた

わが国における着床前診断の倫理的問題

ⓐ 疾患の重篤性とは何か

　日本産科婦人科学会の見解によれば，「PGTは極めて高度な技術を要し，高い倫理観のもとに行われる医療行為である」としている．その対象は，反復流産や習慣流産の原因となる染色体構造異常に加え，重篤な遺伝性疾患を出産する可能性のある遺伝子変異ならびに染色体異常を保因する場合に限定されているが，「重篤な遺伝性疾患」は単に疾患自体で画一的に審査されるものではなく，家系ごとに当該疾患の重篤性が慎重に議論されることになっている．

　例えば，筋強直性ジストロフィー1型は，図1に示すような常染色体優性遺伝疾患で，*DMPK*遺伝子の3つの塩基CTGのくり返し回数が発症にかかわっている．この病的バリアントを有する女性が挙児を考える場合，罹患・非罹患児をもうける可能性はそれぞれ50％の確率となるが，この疾患の特徴として，バリアント保有女性から生まれた罹患児は，CTGのくり返し回数が異常に増大してしまい新生児期から発症する重篤性がみられることがあるため，PGTの対象とされ，過去にPGTが申請され承認された代表的な疾患である．一方で，男性が患者の場合は一般的に，その児に変異が遺伝したとしてもCTGのくり返し回数に顕著な増大はみられない．つまり，変異保有者が女性か男性かで次世代に表出する疾患の重篤性に大きな差がみられるため，PGTを申請しても承認されない可能性が高い．このように，PGTの適応は疾患ではなくその家系ごとに疾患の重篤性を照らしあわせて審査が行われることになる．

　そもそも「重篤な疾患」の定義は何か？　日本産科婦人科学会によると，「成人に達する以前に日常生活を強く損なう症状が出現したり生存が危ぶまれる状態」「治療法のない疾患」としているため，成人まで生存することは可能だが日常生活にひどく支障をきたす場合や出生に至らないほど重篤な場合は対象外になる可能性があるともいえる．例えば，遺伝性網膜芽細胞腫は，浸透率が100％の優性遺伝疾患で，5歳までに約95％が診断されるものの早期発見・早期治療が可能で，診断時期によっては眼球温存が望める．仮に眼球温存が叶わなくても，眼球摘出によって義眼を装用することで，レベルはどうあれ進学/就職/結婚といった生活を送ることができると考えられている．しかし，生命予後が良好な疾患とはいえ，日常生活を送るために重要な眼球を摘出した場合の生活は想像に難くないし，片眼性の場合の反対側への定期的な侵襲的眼底検査の必要性などの問題が残る．網膜芽細胞腫に限らず，遺伝性疾患に精通した医療機関が限られるため，定期検査のために通院するにも様々な負担が伴うだけでなく，検査内容によっては身体的苦痛を伴う被験者に寄り

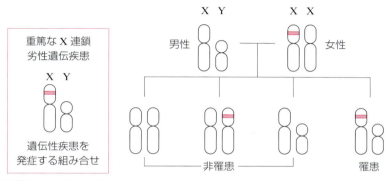

図2 X連鎖劣性遺伝疾患の遺伝のしかた

そう両親にとっても，非常につらい場面である．この例のような疾患を，生命予後が良好な疾患であるという理由で，現在わが国ではPGTの適応になっていないが，欧米では遺伝性網膜芽細胞腫はPGTの適応になっている．

また，「重篤性」は時代によって変化する．ある種の先天代謝異常症はかつては重篤な疾患であったが酵素補充療法が導入されて，生涯その治療を続けねばならないが生命予後は改善し，出生前診断や着床前診断の対象ではなくなってしまうかもしれない．低ホスファターゼ症は，酵素治療薬が登場し，現在微妙な議論の中にある疾患の1つである．また脊髄筋萎縮症もそのような疾患の1つである．新規の治療薬が開発されることが光と影をもたらすということになる．疾患単位ではなく，家系ごとに審査を行うという姿勢を貫くのであれば，家系のもつ疾患以外の個別情報も加味したうえで本当にPGTを認可すべきか否かの議論をする必要があると考える．事実，患者家族からそのような訴えを聞くことが多いためここで紹介した．

ⓑ X連鎖遺伝性疾患における保因者（胚）の扱いについて

現在までにPGTの認可を受けた疾患内訳をみると，X連鎖劣性遺伝疾患（Duchenne型筋ジストロフィー，副腎白質ジストロフィーなど）が最も多い[4]．X連鎖劣性遺伝は，性染色体であるX染色体を男性は1本しかもたないのに対して女性は2本もつため，X染色体にある遺伝子に病的変異が生じた場合に男性は発症するが，女性はもう一方のX染色体は正常なので保因者となり未発症あるいは発症しても重篤な症状はみられず健康な人と何ら変わりがないことが多い（保因者女性）．したがって，図2に示すように，保因者女性が児をもうける場合は，男児の50％が罹患児，女児の50％が保因者女性になる．PGTは，罹患胚と非罹患胚を区別するために行うわけだが，遺伝カウンセリングでは当事者である保因者女性やその家族から「保因者女性も判別できるのか？」「保因者ではない非罹患児をもうけることができるのか？」といった質問をしばしば受ける．上述したとおり，保因者は一般的に発症したとしても成人してからの軽度の発症にとどまることが多いため，非罹患胚として扱われる．つまり，PGTの検査の過程で保因者女性だとわかったとしても，原則として，区別せずに非罹患胚として扱うと伝えている．「保因者を区別できるのか？」といったクライエントの発言の裏には，「将来，児が結婚する時や児をもうける時に，自分と同じように遺伝のことで悩んで欲しくない」「病気の原因をここで断ち切りたい」といった罹患者を家族にもつ当事者としての苦悩が見出されることが多い．とはいえ，PGTを行う過程で，遺伝学的検査の

結果から胚の性別がわかってしまう．日本産科婦人科学会の見解には，解析施設は結果をすべて診療施設に全開示することになっているため，クライエントに結果返却することになる診療施設は，胚の性別や保因者か否かを知ることになるだけでなく，その扱いは診療施設に委ねられることになる．無論，性別や保因者か否かで子宮に戻す胚を区別しないことをクライエントとの共通認識としてPGTを進めるべきである．しかしながら，そのようなクライエントの思いを蔑ろにすることなく耳を傾けると同時に，胚の扱いに関して十分な理解を求めるよう努める必要があると考える．

● PGTは優生思想を助長するのか？

PGTは，一定の条件のもと院内外の倫理審査を経たのち，胚が罹患胚か非罹患胚かを判別し非罹患胚を子宮に戻して児をもうける診断手法である．胎児の段階で罹患胎児と非罹患胎児を選別する出生前診断では，妊娠中絶という過程を伴うため，検査を受ける前，また検査結果を聞いた後，夫婦は必ずいったん立ち止まり，病気とは何なのか，生命の価値とは何なのかに関して熟慮する時間が与えられる．中には罹患胎児をそのまま妊娠継続する夫婦もおられることであろう．それが，NIPTの登場により低侵襲的になり，安易に検査を選択するような考えに至る時代になったが，それでもまだ夫婦には生命倫理を考える機会がある．ところが，PGTではそうはいかない．目の前に罹患胚と非罹患胚があれば，罹患胚を選ぼうかどうかと考える余地は全くない．100％の確率で罹患胚は瞬時に切り捨てられるのである．優生思想が無意識になってしまう，それが問題なのだとされている．

また，胚の選別を行う，という点では，親が望みもうける児であるデザイナーベビーにあたるとも考えられる．そもそも，デザイナーベビーとは，受精卵の段階で遺伝子操作によって，親の理想（外見，才能など）に応じた児をデザインするという，いわゆるエンハンスメントの意味合いをもつ．遺伝子操作の中には目的の遺伝子配列を改変することができるゲノム編集技術も含まれる（ゲノム編集については後で述べることにする）．デザイナーベビーの倫理的問題の1つに，理想にそぐわない形質を排除するといった観点から，優生思想をまねく，という懸念がある．PGTは胚の選別が伴うため，やはり優生思想についての議論が取りざたされるが，果たして優生思想の助長につながるのだろうか．

優生学は，Charles Robert Darwin の思想に影響を受けたFrancis Galtonが1883年に提唱したことばで，「人間集団の質的向上を目的に，優良な遺伝形質の保存・改善を研究する学問」である[5]．優生学のポイントは，出生前という時期に焦点をあてているということで，まさにPGTはその範疇に入るが，一般的に優生学は古くはナチスのユダヤ人虐殺やわが国で昨今問題視されている差別的な強制不妊手術に代表されるように強制的に実施されてきた．しかし，PGTは，先に述べたように，小児期死亡となる非常に重篤な疾患の児が生まれる可能性のある夫婦や，染色体構造異常を理由に流産をくり返し児をもうけることが難しい夫婦を対象に，度重なる遺伝カウンセリングと倫理審査を経た末に行われる医療行為である．特に，PGTの対象とされるクライエントの多くは，これまで挙児願望があるにもかかわらず，児への遺伝を心配して児を諦めざるを得なかったり，中絶や流産などといった精神的・身体的負担を伴う経験をしている．中には，重篤な疾患の罹患児をもつ親が次子は非罹患児を望む場合もある．そのようなクライエントに対して，PGTは非罹患児を得る可能性を提供するだけでなく，疾患の遺伝や精神的・身体的負担からの解放につなげ，クライエントの強い希望のもと実施されるクライエントの幸福を追求する医療行為である．遺伝医療の

進展によって容易に遺伝子操作が可能になったため，あれもこれもとよりよい形質を求める優生思想をまねく可能性は否定できないが，だからこそ，非指示的な遺伝カウンセリングの中で，遺伝カウンセラーは優生思想をまねかないように常に中立的な立場からクライエントに相対するべきである．

遺伝性疾患の予防～ゲノム編集～

　胚の選別自体が優生思想などの倫理的問題を孕んでいるのなら，病的バリアント自体を正常化すればよいではないかという発想がある．それが現実的になってきたのがゲノム編集である．ゲノム編集は，CRISPR/Cas9などの技術を用いて，ゲノムDNA上の目的とするDNA配列に対して改変（挿入，置換，欠失など）を加える技術のことである．今では市販のキットを用いて誰でも簡単に遺伝子改変が可能である．近年では，ヒトの遺伝子治療への応用が期待され，さかんに研究されているが，ヒト受精胚を用いた研究に関しては技術面だけでなく倫理面においても議論すべき課題が多い．

　ヒトへの応用に関しては，2016年4月，関連4学会（日本遺伝子細胞治療学会，日本人類遺伝学会，日本産科婦人科学会，日本生殖医学会）による提言が発表されている．ここでは，後天的に遺伝子に変化が生じた体細胞変異に対してゲノム編集を用いた研究・臨床応用の推進を期待する，一方で，将来そのヒト自身の体質となり次世代に遺伝する生殖細胞や胚を対象にゲノム編集技術の臨床応用に関しては認められないとしていた．遡ること2004年7月に「ヒト胚の取扱いに関する基本的考え方」が取りまとめられ，「人の生命の萌芽」として特に尊重されるべき存在，と位置づけられたヒト受精胚を損なう研究目的の作成・利用は原則認められないが，人の幸福追求の要請に応えるために例外的に容認される場合もあるとして，科学的合理性・社会的妥当性から生殖補助医療研究のためのヒト受精胚の作成・利用について態度を示しているものの，ヒト生殖細胞の基礎研究への言及はなされていない．その後，2015年になりヒト受精胚へのゲノム編集技術を用いた研究報告[6]を受けて，従来考えられていた「生殖補助医療研究」以外の新たな研究目的の可能性を生じさせているとして，2016年4月に生命倫理専門調査会より「ヒト受精胚へのゲノム編集技術を用いる研究について（中間まとめ）」が公開された．ゲノム編集技術の問題や倫理的問題などから臨床応用は容認できないが基礎的研究の可能性を残すと明文化するとともに，国民を含む社会全体での活発な議論を促している．そして，2018年3月に『「ヒト胚の取扱いに関する基本的考え方」見直し等に係る報告（第一次）～生殖補助医療研究を目的とするゲノム編集技術等の利用について～』が決定された．ここでは，生殖補助医療研究を目的とする基礎的研究に関して，ヒト受精胚（余剰胚）を用いてのみ遺伝子改変技術を用いた基礎的研究は「例外的に」認められるとし，そのためには指針の策定を早急に行うことを求めていた．これを受けて，指針策定に向けた合同会議が設置され，2018年9月に指針案の発表に至った．

ゲノム編集技術の今後

　生殖細胞や受精胚に対してゲノム編集技術を臨床応用することは禁止されているが，PGTを希望する夫婦から期待の声が聞かれるのも事実である．遺伝性疾患の次世代への伝播を防ぐことがそ

の目的だが，ゲノム編集技術には大きな懸念がある．まず，ゲノム編集は，前述したように，目的のDNA配列を特異的に変化させるが，意図せず目的外のDNA配列に変化が入る（オフターゲット効果）可能性があり，予期しない先天異常をもたらしてしまうかもしれない．また，生殖細胞や受精胚に遺伝子改変を行うことで，世代を超えて受け継がれていくことによる影響の有無やその程度といった長期的な影響について全く予測がつかないのが現状である．われわれは，生まれてくる次世代の責任はとることができても，1,000年先の人類の責任まではとることができない．さらには，目的のDNA配列に遺伝子改変を行ったとしても，すべての細胞に同様の改変を行うことができず"モザイク"の状態になる可能性がある．もちろん，ゲノム編集の効果が一部の細胞への遺伝子改変だけで期待できる場合は問題にはならないだろう．オフターゲット効果やモザイクは，ゲノム編集を行ううえで解決すべき技術的な課題として知られているところだが，さらに，もはや疾患とは無関係に夫婦の希望に沿った児をもうける目的にゲノム編集技術が利用されることに対する懸念も取りざたされている．

　遺伝性疾患の次世代への伝播を防ぐ，ということであればPGTは有効である．しかしながら，PGTは誤診断の可能性が否定できないだけでなく，診断のために複数個受精卵を作成する必要があるものの子宮に戻す胚は一部で廃棄される余剰胚があることを考慮すると，直接的に変異を修正することができるゲノム編集技術はPGTの欠点を克服することができる方法だが，現時点では上述の技術的・倫理的問題がある．そのような中で，中国ではヒト受精胚を用いた研究がさかんに行われていて，遺伝性疾患を対象にした研究もなされている．遺伝性疾患の場合，SNV（single nucleotide variant）による変化が多く，従来の遺伝子改変技術ではSNVの改変は難しかったものの，オフターゲット効果が軽減し改変効率のあがったBE（base editor）システムが登場し，2018年にはMarfan症候群の患者から入手した配偶子から作成した胚を用いた結果が報告された[7,8]．

　生殖細胞系列のゲノム編集技術の応用は，上述の問題が解決していることが前提として，仮にゲノム編集技術が利用可能になったとしても，現在のPGTのように，一定の基準のもと十分な遺伝カウンセリングを経て実施されるべきであるが，この時，問題になる点としてX連鎖劣性遺伝疾患における保因者の扱いなどを考えなければいけない．進歩の早いこの分野において，近い将来，技術的課題の克服は実現可能かと思われるが，世代をまたぐ永続的な影響や倫理的問題の解決に関してはさらなる時間と議論の深化を必要とするため関係省庁・学会や世界の動向を注視したい．

おわりに

　2018年11月に中国においてゲノム編集で遺伝子改変した受精卵から双子が誕生したというセンセーショナルな報道がなされた．まさにゲノム編集の項目で今後の課題として触れた点が現実になったわけだが，患者の幸福追求論のみ語られ倫理的問題がなおざりになっていることから，世界中から批判を受けている．この報道にあるような重篤な疾患を予防するといった目的に限らず，PGTに応用され得る分子遺伝学的技術の革新スピードには目を見張るものがある．PGTにかかわる認定遺伝カウンセラーは，その技術の特徴のみならず，ESHREやPGDISなどで議論されている世界の動向も含めて最新情報を十分に把握したうえで遺伝カウンセリングに臨む必要性がある．JAPCOの取り組みが注目されつつある今，PGTにかかわる認定遺伝カウンセラーがますます求められる存在になると思われる．

文献

1) 日本医学会ホームページ：日本医学会「医療における遺伝学的検査・診断に関するガイドライン」の概要
http://jams.med.or.jp/guideline/genetics-diagnosis.html
2) 日本遺伝カウンセリング学会：遺伝学的検査に関するガイドライン
http://www.jsgc.jp/geneguide.html
3) Harton G, et al.：ESHRE PGD consortium best practice guidelines for organization of a PGD centre for PGD/preimplantation genetic screening. *Hum Reprod* **26**：14-24, 2011
4) 榊原秀也・他：倫理委員会　着床前診断に関する審査小委員会報告（1999 〜 2015 年度分の着床前診断の認可状況および実施成績）. 日本産科婦人科学会雑誌 **69**：1916-1920, 2017
5) 広辞苑第七版（新村　出　編）. 岩波書店, 2018
6) Liang P, et al.：CRISPR/Cas9-mediated gene editing in human tripronuclear zygotes. *Protein Cell* **6**：363-372, 2015
7) Komor AC, et al.：Programmable editing of a target base in genomic DNA without double-stranded DNA cleavage. *Nature* **533**：420-424, 2016
8) Zeng Y, et al.：Correction of the Marfan syndrome pathogenic FBN1 mutation by base editing in human cells and heterozygous embryos. *Mol Ther* **26**：2631-2637, 2018

参考文献

・ロジャーズクライエント中心療法新版（佐治守夫, 飯長喜一郎　編）. 有斐閣, 2011
・遺伝カウンセリングマニュアル改訂第 3 版（福島義光　監, 櫻井晃洋　編）. 南江堂, 2016
・クライエント中心型の遺伝カウンセリング（千代豪昭）. オーム社, 2008
・Bennett RL, et al.：Recommendations for standardized human pedigree nomenclature. Pedigree Standardization Task Force of the National Society of Genetic Counselors. *Am J Hum Genet* **56**：745-752, 1995
・Bennett RL, et al.：Standardized human pedigree nomenclature：update and assessment of the recommendations of the National Society of Genetic Counselors. *J Genet Couns* **17**：424-433, 2008
・日本遺伝子細胞治療学会, 日本人類遺伝学会, 日本産科婦人科学会, 日本生殖医学会：人のゲノム編集に関する関連 4 学会からの提言　平成 28 年 4 月 22 日
・総合科学技術会議：ヒト胚の取り扱いに関する基本的考え方　平成 16 年 7 月 23 日
・生命倫理専門調査会：ヒト受精胚へのゲノム編集技術を用いる研究について（中間まとめ）　平成 28 年 4 月 22 日
・ヒト受精胚に遺伝情報改変技術を用いる研究に関する倫理指針（案）第 4 回ヒト受精胚へのゲノム編集技術等を用いる研究に関する合同会議　平成 30 年 9 月 28 日
・完全な人間を目指さなくてもよい理由　遺伝子操作とエンハンスメントの倫理（マイケル・J・サンデル　著, 林芳紀, 伊吹友秀　訳）. ナカニシヤ出版, 2010

Part.3

3. 着床前診断へのクライエントの思い

田中 温, 田中あず見

- □ 着床前診断の適応は重篤な遺伝性疾患であるが，この重篤性は従来20歳までに死亡するか寝たきりの状態になるという定義であったが，この定義の幅をもう少し広くしてほしい．
- □ 従来の着床前診断 PGD, PGS を診療内容に即して PGT-A（preimplantation genetic testing for aneuploidy），PGT-SR（preimplantation genetic testing for structural rearrangement），PGT-M（preimplantation genetic testing for monogenic / single gene defects）と改称する．PGT-SR の適応である流産を2回以上を，流産物と保因者が一致した場合には流産回数は1回でも可としてほしい．
- □ 遺伝性腫瘍の発症率が正確に予知できる場合には夫婦の PGT-M に関するカウンセリングをしてほしい．
- □ 将来的には結婚前にメンデル性遺伝の保因者である場合にはパートナーの遺伝子診断を行い，ともに保因者の場合には PGT-M を受けることも考慮してほしい．

はじめに

　生殖補助医療（assisted reproductive technology：ART）の技術的発展に伴い，胎児の遺伝学的正常性を出生前に，また胚の染色体異常の有無を移植する前に検査する出生前診断・着床前診断（preimplantation genetic diagnosis：PGD）についてはそれぞれ1994年に日本人類遺伝学会より，1998年日本産科婦人科学会（日産婦）よりガイドラインが発表されている．しかし，そのような診断が果たして倫理的，社会的に妥当なのかという問題については，出生前診断に関してはほぼ一般的診療として受け入れられているが，着床前診断に関しては依然として様々な議論があり，どのような規制が必要かという点についても社会的な合意は得られていない．このような現況のもと，さらなる新たな手法が開発されており，着床前診断のあり方についてクライエントの立場より考えてみる．

出生前診断から着床前診断へ（遺伝診療のスタート）

　出生前診断を直接の規制対象とする法規は存在せず，これまで学会等のガイドラインや会告による規制がなされてきた．1988年に日産婦が発した出生前診断（特に絨毛検査）に関する見解を契機として，1994年に日本人類遺伝学会のガイドラインでは，日本人類遺伝学会は妊娠前半期に行われる出生前診断は，胎児が重篤な遺伝性疾患などに罹患している可能性があり，何らかの手法により制度の高い診断情報が得られる場合に考慮され，次のような妊娠についてのみ適応とした．

- 夫婦のいずれかが染色体異常の保因者
- 染色体異常児を分娩した既往を有する場合
- 高年妊娠
- 妊婦が重篤なX連鎖性遺伝疾患の保因者
- 夫婦のいずれもが重篤な常染色体劣性遺伝疾患の保因者
- 夫婦のいずれかが重篤な常染色体優性遺伝疾患のヘテロ接合体
- そのほか重篤な胎児異常のおそれのある場合

なお，X連鎖遺伝性疾患の診断のために検査が行われる場合を除き，胎児の性別を告知してはならないとした．

この状況の中において着床前診断の臨床応用にむけて，社会的コンセンサスを得るためには障害者団体などとの話し合いが長く続けられてきた．特にDown症に関する可能性のある着床前診断に関しては困難を極めた．この長い軋轢の中で2013年日本医師会，日本医学会，日産婦，日本産婦人科医会，日本人類遺伝学会は共同声明を発表し，「母体血を用いた新しい出生前遺伝学的検査（NIPT）」を容認した（NIPTコンソーシアム発表2018年より）．これは今までの出生前診断，着床前診断に対して，より多くの障害となっていた患者本人の意志で胎児の予後を決定できることを日本医学会全体が容認したことである．これは，世界では一般的であるが，わが国にとって画期的なことであり，すべての遺伝治療のスタートと考えられる．

遺伝性疾患の治療における幸福追求権

日本国憲法第13条に「幸福追求権」が謳われている．日本国民は何人たりとも他人に迷惑をかけない，人間としての尊厳を失わないという条件のもとで幸福の権利ではなく，幸福となるための追求権が認められている．この権利は遺伝性疾患に対し，本人および同胞，生まれてくる児に対する個人の考えに基づいた考え方を裏づけるものと考えられる．すなわちヘルシンキ宣言に謳われているように，患者はすべてを知る権利があり，またわれわれがそれを伝えなければならない[1]．1970年代アメリカでは37歳のDown症を発症した重篤な妊婦に対し，35歳以上の妊婦ではDown症の発症率が高くなるので，これを調べる出生前診断があることを伝えなかったことより主治医が告訴され，敗訴する事例が報告された[2]．日産婦の着床前診断の2013年改定の中にも依然として当該発症と関連する遺伝子，および染色体のみ伝え，網羅的なスクリーニングは行わないと規定しているが，これは誰のためのものなのであろうか．アレイCGH，さらに次世代シークエンサー（next generation sequencer：NGS）ではすべての染色体の数的異常を解析し，当該染色体以外の染色体の結果も全て判明できるが，この結果を患者に伝えることは認めておらず，当該染色体のみの結果を伝えている．もし，ほかの部分の遺伝子，染色体に異常が判明していたにもかかわらずこれを伝えないならば，このカウンセリングはわが国の幸福追求権に抵触するのではないであろうか．

適応と重篤性の捉え方に対する提言

1998年日産婦の着床前診断に関するガイドラインでは，本法の適応の中では重篤な遺伝性疾患

と認められた疾患とすると規定している．この「重篤」の定義は20歳までに死亡するか寝たきりになるということであり，自分で日常生活ができる場合には適応とならないと判断されてきた．この「重篤」に対する定義は各国でかなり異なるようだ．わが国では「異常があること＝中絶」という考え方がある．

わが国には1948年に制定された優生保護法があった．この法の本質は妊娠期間中に母体に危険が及ぶ場合や暴行もしくは脅迫によってまたは抵抗もしくは拒絶することができない間に姦淫されて妊娠した場合である．しかし，この適応の中には胎児条項は含まれていない．人工妊娠中絶の大半の適応は経済的理由により母体の健康状態に害が及ぶという理由で人工妊娠中絶は22週未満まで可能である．また超音波検査で明らかに重篤と思われる胎児奇形が認められる大半の場合やNIPT陽性群の79％にも人工妊娠中絶が実際には行われている．そのため着床前診断は異常があれば中絶という考え方に直結してしまったのではないであろうか．異常があれば中絶するということが優生思想，生命の選択という考えに結びついたのではないかと思われる．それに対し欧米では自己の胚の中で移植前に異常なものを探すのではなく，正常と思われる胚をみつけることが根底にあり，個人および生まれてくる児の人権を尊重するうえでの選択として広く認められている．この点が基本的に欧米とわが国における着床前診断に対する適応の違いではないであろうか．

日産婦の着床前診断に関する倫理委員会は2010年の見解に対して2014年より綿密な協議を行い，2018年の見解の中では，手続きの簡素化，簡略化に成功したが，それ以外の内容としては「診断情報および遺伝子情報の管理に関し一貫して診断する遺伝学的情報には，疾患の発症にかかわる遺伝子・染色体に限られる．遺伝情報の網羅的なスクリーニングを目的としない」と2010年の見解と同様となっている．

遺伝学的情報は重大な個人情報であり，その管理に関しては「ヒトゲノム・遺伝子解析研究に関する倫理指針」，「人を対象とする医学系研究に関する倫理指針」および遺伝医学関連学会によるガイドラインに基づき，厳重な管理が要求される，という点で網羅的な診断を認めていない．ただし網羅的診断が染色体均衡型転座を対象とした着床前診断に関しては2010年の見解時に当時はFISH (fluorescence *in situ* hybridization)法が主体であったが，精度向上のために将来的にはマイクロアレイの診断の導入を認めた．ただし，この診断においても相互転座した当該染色体のみの診断といわれており，網羅的診断は含まれていない．また，着床前診断された胚は正常型と不均衡型に分けられ，正常と均衡型は正常型として分類された．

ⓐ 染色体異常に起因する習慣流産の例

この着床前診断に関する見解に関して，何点かの問題点が提起されている．

1点目は染色体異常に起因する習慣性流産のPGDの適応として，2回以上の臨床的流産が条件となっているが，この点について問題提起を行いたい．

われわれは同内容の2例の症例に対するPGDを日産婦倫理委員会に申請したがともに却下された．

1）症例1

妻32歳，夫33歳で結婚し，妻33歳の時に一度臨床的流産を経験した．その後，妻が34歳の時に体外受精(*in vitro* fertilization：IVF)にて出産に至ったが，児は重度の肺高血圧となり，生後10か月で死亡した．児の染色体検査を行ったところ核型は46,XX,der(4)t(4;15)(q21.1;q12),-15であっ

た．その後両親の染色体検査を実施したところ，父親が 46,XY,t(4;15)(q21.3;q13)の転座保因者であった．われわれは 2006 年，本症例について日産婦に PGD の申請を行ったが，2 回の臨床的流産の既往がないため認可されなかった．

2）症例 2

妻が 31 歳の時，精神運動機能障害，ASD および脳異常を伴う不均衡型転座（46,XX,der(6)t(5;6)(p15.1;q27)mat）を有する第一子を出産した．両親の染色体検査を実施したところ，妻が相互転座（46,XX,der(6)t(5;6)(p15.1;q27)）の保因者であることが判明した．その後，妻が 37 歳の時妊娠に至ったものの，羊水検査の結果，第一子と同様の染色体異常が判明したため，人工妊娠中絶となった．日産婦に PGD の申請を行ったが，却下された．不承認の理由は症例 1 と同様であった．

　生まれてくる児の福祉を考え，臨床流産 2 回の条件にこだわらず，症例ごとの検討をお願いしたい．

ⓑ 均衡型転座

2 点目は，習慣流産の夫婦が最も強く望まれる点についてのアンケートを行ってみたが，最も多く希望された点は，挙児希望とほぼ同数で両親の保因者と同様の均衡型転座をもつ児を避けたいという希望であった（院内アンケート）．自分たちが悩み苦しんできた均衡型転座の同胞，児に対する配慮を考えるならば，ぜひ正常型として扱われている正常と均衡型を分類して正常のみを移植できる選択を認めてほしい．両者の鑑別は NGS を用いれば可能である．

ⓒ 染色体異常に起因する習慣流産の PGD

3 点目は，当該転座した染色体のみが対象となり，網羅的な検査を行わないと 2018 年の見解にも再度継続して述べられているが，PGD が認められた 2006 年から本年に至るまでの診断技術の向上，機器の精度の向上は目覚ましく，FISH の向上からアレイ CGH，さらには NGS へと時代は変遷している．現在広く行われている NGS を用いるならば当該転座染色体のみならず，残りのすべての染色体の数的異常の正確な診断は可能である．1964 年，第 18 回人間を対象とする医学研究の倫理的原則，ヘルシンキ宣言[1]が採択された．その序文の中で世界医師会（World Medical Association：WMA）は一般原則として，「患者の健康を第一の関心事とする」ことを医師に義務づけ，「医師は，医療の提供に際して，患者の最善の利益のために行動すべきである」と宣言している（WMA ジュネーブ宣言より）．また，医学研究の対象とされる人々を含め，患者の健康，福利，権利を向上させ守ることは医師の責務である．医師の知識と良心はこの責務達成のために捧げられる．医学の進歩は人間を対象とする諸試験を要する研究に根本的に基づくものであり，医学研究のすべての被験者は研究全体の成果について報告を受ける権利を与えるべきであるとしている．このようなヘルシンキ宣言の目的とするところと今回の着床前診断を照らしあわせてみるならば，染色体のもつ異常を検査することに同意した患者に対しては，知り得たすべての染色体の結果は患者に伝えるべきではないかと解釈できる．

　当院で染色体構造異常による均衡型転座，習慣流産（反復流産）に対する着床前診断を 269 例行い，臨床妊娠数は 65 例であったが，そのうち流産例が 11 例〔16.9％（11/65）〕認められた．当時の診断はすべて FISH 法で行っており，流産 11 例のうち 4 例は他施設での絨毛検査未施行，7 例は当院にて染色体検査を施行した．その結果，正常染色体が 2 例，残り 5 例はすべて転座した染色体以

外の2番，13番，15番，1番，22番のトリソミーであった．この事実より染色体異常に起因する習慣流産に対するPGDは網羅的に行うべきであると提言したい．

ⓓ メンデル遺伝の単一遺伝子疾患

4点目は，メンデル遺伝の単一遺伝子疾患の適応と重篤さについて再考をお願いしたい症例を報告する．病名はX連鎖性の優性遺伝色素失調症．患者30歳，26歳で結婚，妊娠を2回(1回目は16週で男児を死産(罹患男児は胎生致死)，第2子は女児42週で出産)．クライエントは右目が生まれた時から失明しており，手根が5本なく，脱毛という症状．本人は遺伝子診断で*IKBKG*(inhibitor of kappa light polypeptide gene enhancer in B cells kinase of gamma)遺伝子はエクソンの4～10の欠失変異である．第2子は現在1歳5か月であるが，本人と同様の症状を呈し，寝たきりの状態ではないが，本人一人では社会生活がほとんど不可能の状態である．このような症例は，わが国における着床前診断での適応外となるが，今後はこのような「重篤」の定義が今までの致死性，または20歳までに寝たきりとなるような非常に極めて重篤な疾患のみに適応されるというものではなく，本人の社会生活が自分一人では困難と明らかに複数の専門医より診断された場合にはぜひ適応と考えるべきではないであろうか．

ⓔ 発症前診断・治療

5点目は発症前診断，発症前治療について触れてみたい．ハリウッドスターのアンジェリーナ・ジョリーは母親を乳がんと卵巣がんで亡くした体験から自らの遺伝子検査を行い*BRCA1*の変異を診断された．80％で乳がん，50％で卵巣がんの発症の可能性を医師に告げられ，がん発症のリスク低減を目的に2013年に乳房を，2015年に卵管卵巣を摘出したことを公表した[3]．また同条件下で児をもつ場合，児には1/2の確率で遺伝するため着床前診断も行われている国もある(イギリス)．このことは今までのわが国における「重篤な遺伝性疾患に限る」という範疇とは大きく異なるものである．まず自分の生活，QOLを考え，生まれてくる児のことを考え，遺伝専門カウンセラーによるカウンセリングを行い，その結果で出した結論に対しては誰もそれを学会のガイドラインで止めることはできないように思われる．

欧米では遺伝性疾患の保因者の割合が高い場合には，結婚にあたりパートナーが保因者であるかどうかをお互いにネット上で調べることが可能である．最も多い疾患としては「嚢胞性線維症(cystic fibrosis)(常染色体劣性遺伝)」で，保因者頻度は約20人に1人である．デンマークでは90％の診断性が報告されている．このような民族特有な遺伝子変異としては，ケベック地方における筋強直性ジストロフィー，アシュナケージにおけるTay Sachs病，アミッシュにおけるEllis-van Creveld症候群，ウェールズ地方における神経管欠損症，フィンランドやフランス地方における先天性ネフローゼ症候群，オランダ系移民・南アフリカにおけるporphyria variegata，アフリカ黒人における鎌状赤血球症，地中海沿岸・東南アジアのβ－サラセミアなどの遺伝性疾患がある．この地域においては，保因者診断が必要とされている．このように，出生前診断以前の発症する前にリスクを調べるという着床前診断(preimplantation genetic testing：PGT)がわが国においてはなかなか受け入れがたいものかもしれないが広く認められてくるであろう．

わが国における着床前診断がなぜこれほど社会的コンセンサスが得られないのか

　現在，世界中でPGS（PGT-A）が認められていないというよりは行われていない国は，おそらくわが国を含めた少数の国だけではないであろうか．現在のわが国におけるARTの平均年齢は39歳と高齢であり，妊娠の半数は染色体異常に起因する流産となることは報告されており，一般的にはPGDを行う場合には従来のPGSを行い，数的異常のリスクを検討することは世界では一般的に認められている．なぜわが国だけこのように鎖国状態のような考えになってしまったのであろうか．最初に大きく影響しているのは，わが国では人工妊娠中絶が母体保護法の妊娠または分娩が，母体の生命に危険を及ぼすおそれのあるものに該当するとして容易に施行可能であるという点ではないであろうか．

　NIPTの調査では陽性となった場合の中絶率は79.1%，また人工妊娠中絶は年間168,015例（厚生労働省2016年度）あり，そのうち90%が母体の健康に害するという名目の下，人工妊娠中絶が施行されている．このように中絶が容易に行われてしまうわが国では，期待できない妊娠に対する中絶という概念があまりにも安易に受け入れられすぎているのではないであろうか．すなわち，この考えが染色体異常を調べて異常があれば中絶すればよいという社会通念の歯止めとして着床前診断のガイドラインを作成する際に重篤性遺伝子疾患に限り，また調査する遺伝子または染色体は，その疾患の発生にかかわるもののみとする．スクリーニング的な要素を認めないということになってしまったのではないであろうか．しかし，時を経るに従い，世界の情勢は変化し，市民公開講座を経て，障害者団体との話し合いを学会が地道に積み重ねた結果，2013年無侵襲的出生前遺伝学的検査（NIPT）をわが国全体の医療を代表する日本医学会がこれを承認したことは非常に画期的なことであった．すなわち21番の染色体異常があった場合の治療に関しては，患者の意志に委ねることを白日の下に知らしめたものであり，今までのわが国を覆っていたドグマが消失したことは遺伝治療の中での大きな変化となった．NIPTの開始は日産婦のガイドラインにある「染色体の疾患に関する者のみのかかわる遺伝子または染色体のみの検査」という考えも時代とともに変わるべきではないであろうか．

わが国独特の倫理観，着床前診断が社会に受け入れられなかった理由

　他国では一般的に行われているこのPGS（PGT-A）が，なぜわが国では受け入れられなかったのかについて考えてみた．

ⓐ 産婦人科医と小児科医の立場の違い

　日本人類遺伝学会および日本遺伝カウンセリング学会は横断的な学会であるが，かつては会員の多くは小児科医であり，学会執行部も小児科医が多く，産婦人科医は少なかった．産婦人科医は基本的にはプロチョイスであり，小児科医はプロライフというふうに考えても間違いないと思う．リスクが高いと予測できる妊娠に関して，家族と産婦人科医との十分なカウンセリングのもと，ないしは第三者的な利害関係のない遺伝専門医のカウンセリングの後に出生前診断または着床前診断を行う産婦人科医と，この世に生まれてきた児に対して最善の努力をするという小児科医では，着床前診断に関する考え方が異なることは当然であろう．

着床前診断についてのガイドライン作成には，日本人類遺伝学会は関与していないが，出生前診断に関しては日本人類遺伝学会と日産婦がともに同様の見解を告知している点からも，着床前診断に対する両者の捉え方が違うことが考えられる．NIPTの施行可能施設の条件として日本人類遺伝学会の認定した臨床遺伝専門医である産婦人科医と小児科医が同時にカウンセリングをすることがあるが，実際に行われている施設は，現時点ではほとんどないとのことであるが，これは当然のことである．全く考えの違うカウンセラーが同時にカウンセリングをしても結論を見出すことを難しいのではないだろうか．

　Down症児をもつ家庭のほとんどの方が幸せと感じ，Down症で生まれた児も幸せであると答えているという報告があるが，これは事実だと思う．筆者もDown症で生まれた家庭を知っている．夫婦2人とも2人目を望む際に1人目の児はDown症だったため凍結胚を移植する際には，染色体を調べてほしいという申し出があった．1人目の出産を後悔されているのではなく，2人目は複数の胚の中から正常な染色体をもつ胚を移植してほしい．もし，すべての胚が異常であった場合は移植しないでほしいとの希望であった．1人目の児の将来を考えての決心ですと仰っていた．2人の児への愛情には2人の矛盾はないと思う．しかし，この着床前に胚の染色体を調べることに際し，命の選別，優生思想ということで非難されることがわが国の特徴である．

　例えば，体外受精でよい胚が10個採れたとしよう．当然，海外ではPGSが可能な場合，10個すべての胚に対して染色体分析が行われ，その結果，正常胚，罹患胚が出てくる．この時に正常胚を移植することは，命の選別になるのであろうか．罹患胚だった場合，これを廃棄することは命の選別になるのであろうか，優生思想であるのであろうか．国外ではこのようなことは，ほとんど論議にならないのではないであろうか．自分の胚10個はすべて自分たちの分身であることは間違いない．この中で正常な染色体をもつ胚を移植することは命の選別になるのであろうか．かえって生まれてくる児に尊厳をもって接し，児の福祉を行おうとしているのではないであろうか．先日の市民公開講座で著名な大学教授が着床前診断のことを命の選別だと仰っていた．現在，筆者たちART医はPGT-Aが行うことができないためにどれだけ良好な胚を選別する努力をしているかをご存じないようであった．

　タイムラプスによる胚の発育スピード，胚の形態などから少しでも着床率の高い，染色体異常が少ないと思われる胚をみつけようとする．形態学的には割球の均等性，割球の透明性，フラグメンテーションの有無などより総合的に得られる最高の条件を満たした胚を選ぶ．これが胚の選別である．しかしながら子の胚の染色体をPGT-Aのパイロットスタディで調べたところ，残念ながら形態学的に一番良好といわれた胚は，染色体異常をもつ罹患胚であり，あまり良好でないと認めたものが正常胚だった場合も存在した．われわれがいかに良好な胚を複数の胚の中からみつけようとしても限界がある．正常胚を選ぶためNGSという新しい技術ですべての染色体についての情報を得ることは正義であると思う．一方，当該染色体以外を検査しないことにどうしてこだわり続けるのか．それは異常があれば中絶するというわが国の伝統的な考えに対し，異常なものは淘汰するという優生思想に考えが及ぶからではないであろうか．筆者はこのPGD,PGT-Aに反対する皆さんにお聞きしたい．もしあなた方の1人目の児が不均衡型転座の重度の障害児であった場合，「私たちどうしても2人目はこの児の将来を考えて染色体正常な児を産みたい，そのための着床前診断をしたい」といわれたときにあなた方は，「現在の学会のガイドラインではこの2つの染色体しか調べてはいけない．実際にはすべてはわかるが，それはいえない」と主治医に説明を受け，果たして納得

するだろうか？　自分にとって大事な人，すなわち兄弟姉妹，両親，友人であった場合，とるべき治療は1つしかないはずである．その方にとって正しい答えを伝えることは，ヘルシンキ宣言および憲法で保護された幸福追求権を満たすことではないだろうか．

遺伝性腫瘍

　遺伝性腫瘍とは生殖細胞系列の遺伝子変異に起因するがんの易罹患性症候群である．原因はがん抑制遺伝子やDNA修復関連遺伝子の変異である．遺伝性腫瘍は生殖細胞系列に生まれつき特定の遺伝子にすでに1つ病的変異をもっているため，家系内のがん発症に①若年発症，②同時異時的な特定のがんの複数回発症，③特定のがんの家系内集積，④希少がんの発症（*BRCA2*病的変異HBOCの男性乳がん，Lynch症候群の小腸がんなど），などの特徴がみられる．

　前述のようにハリウッドスターのアンジェリーナ・ジョリーは2013年に自らの*BRCA1*病的変異と，リスク低減乳房切除術を受けたことを，2015年にはリスク低減卵巣卵管摘出術と術後のホルモン補充療法を受けていることを公表した[4]．このことにより遺伝性乳がん卵巣がん（hereditary breast and ovarian cancer：HBOC）という遺伝性腫瘍が世界的に認知されるようになった．

　HBOCはDNAの修復遺伝子である*BRCA1*もしくは*BRCA2*の変異が原因で起こるものであり，乳がん，卵巣がん，前立腺がん，膵がんなどの易罹患性症候群である．

ⓐ HBOCにおける乳がん・卵巣がんの累積発症リスクについて

　日本人の生涯がん罹患リスクは乳がんが9%（12人に1人），卵巣がんが1%（87人に1人）である．これに対し*BRCA1/2*遺伝子に病的変異を認めた場合の乳がん，卵巣がんの発症率は数～数十倍に上昇するが，発がんしない場合もある[5]．すなわち病的変異が認められたということは必ず発がんするという意味ではない．この点が着床前診断の適応となるかどうか問題となる点である．

　その家系の遺伝性腫瘍をみつけるためには，臨床の場での患者の拾い上げが重要である．HBOCの場合，専門家による遺伝カウンセリングを考慮すべき患者の拾い上げ基準はNational Comprehensive Cancer Network（NCCN）のPractice clinical guidelineが最も知られている．そのおもな項目は以下のようになる．

> ・家族内にすでに病的変異が判明
> ・乳がんの若年発症，多発，Triple Negative（ER−, PgR−, HER2−）
> ・家族内に若年乳がん，卵巣がん，膵がん，前立腺がんを複数発症
> ・上皮性卵巣がん（粘液性以外）の既往

　以上のような項目に該当する患者を遺伝カウンセリングの場につなげ，そこで詳細な問診を行ったうえで患者・血縁者の病歴から遺伝的リスクを評価し，必要であれば遺伝学的検査に関する情報を提供することが重要である[6]．

ⓑ 遺伝子検査が陽性だった場合の対応

　①発端者NCCNガイドラインやHBOC診療の手引きなどに沿って，リスク低減手術や特別なサーベイランス（MRIを使う，間隔を密にする）でがんの一次予防，二次予防に努める．

②未発症血縁者は，成人で本人の意思があれば，同じ変異を有するか否かを検査できる．

③未発症血縁者が遺伝子検査を受けない選択をしても，病的変異保持者である可能性を考慮したサーベイランスを検討することができる．

④発端者が陽性であったことを知った場合，自分の児に対する発症に対しては，欧米では着床前診断が可能であるが，わが国では着床前診断の適応の範疇に入らず施行はできない．しかし，将来的には対応策は可能である．

⑤同胞に対しては1/2の確率で同じがん易罹患性が遺伝しているため，本人のみにとどめられる問題ではない．特に同胞に対してはどのような対応をとるかは認定遺伝カウンセラーとして，また治療を担当する者として注意が必要である．特に結婚前の女性に対してはなおさらである．本人が例え同胞には伝えることを拒否したとしても，遺伝情報を知ることによってがんの二次予防と生命予後の改善につながる可能性がある遺伝性腫瘍は，家族内での内容の開示が望ましいと考える．

すなわちヘルシンキ宣言における個人情報が個人に留まらず，近親者に及ぶ場合においても近親者はその結果を知る権利があると考えられる．この問題点は不妊症における無精子症，早発卵巣機能不全などの第三者配偶子を用いた治療で出生する児に対する出自を知る権利と同様の対応と考えられる．すなわち個人，または夫婦だけの問題ではなく，生まれてくる児も含め遺伝のカウンセリング対象となり得る．生まれてくる児に対してはすべてを開示するべきであると考えるほうが正しいのではないかと考えられている．

◉遺伝性腫瘍に対する着床前診断

このような遺伝性腫瘍に対しては現時点でのわが国においては着床前診断の適応にはならない．「重篤」の定義にいろいろ議論があることは前述したが，日産婦の場合は，よく2004年の倫理委員会の議事録が引用され，「成人になるまでに，死亡するか日常生活を強く損なう症状が出現する遺伝性疾患児を出産する可能性がある」と定義している．そう考えるとわが国では対象となりえないHBOCが，欧米では日常的に着床前診断の対象となっている．わが国では，遺伝性腫瘍症の中でも小児期から腫瘍が発症する網膜芽細胞腫やLi-Fraumeni症候群の児の出生のリスクのあるご夫婦から着床前診断の申請をして議論の場に挙げていこうという動きがある．特に，網膜芽細胞腫に関しては，治療の発達により生命予後は改善したが，「日常生活を強く損なう症状が出現する遺伝性疾患」であることは間違いなく，今後の動きが注目される．個人のクオリティーオブライフ（QOL）を考えるならば遺伝性腫瘍のhigh-risk群に対しては今後対応すべき対象となってくるものと考える．しかし，この考えを敷衍していくとデザイナーベビーという考えにもつながることもあり，着床前診断の有用性についての限界と許容範囲の決定は慎重なおかつ柔軟であるべきと考える．

性別判定

メンデル性の単一遺伝性疾患の中でX染色体，Y染色体に遺伝子変異をもつ遺伝子に支配される遺伝を伴性遺伝という．基本的には雌雄で性染色体の数が異なるために生じる現象である．男性はX染色体とY染色体をもち（性染色体型XY），女性は2つのX染色体をもっている（性染色体型XX）．X連鎖優性遺伝ではX染色体にスペアがある女性でも発症する．なおX染色体にスペアのある女性よりも，X染色体にスペアのない男性のほうが重篤になることが多い．X連鎖劣性遺伝で

はX染色体にスペアのない男性に発症する．X染色体にスペアのある女性の場合は，通常両方のX染色体に疾患の原因となる遺伝子をもたないと発症しないため，この遺伝形式による疾患を女性が発症することはまれである．なおX染色体の片方に問題のある遺伝子を抱えているものの発症していない女性（保因者）の児には1/2の確率でこの遺伝子が移行する．しかしその児が女児であり，父親も同じ問題の遺伝子を抱えていない場合は，基本的に突然変異が起こらない限り発症しない．対してその児が男児である場合は，基本的に母親から1/2の確率で遺伝子を受け取った場合には発症する．このX連鎖劣性遺伝にはDuchenne型筋ジストロフィーを含めて多くの疾患が報告されている．

Duchenne型筋ジストロフィーを発症する変異遺伝子はX染色体短腕（Xp21）にあるジストロフィン遺伝子であり，発症はこのジストロフィン遺伝子に変異があり，ジストロフィンタンパクが生成されないためである．患者の60～70%はジストロフィン遺伝子の欠失，約10%は重複，残りの20～30%は多分点変異と考えられているが100%変異が特定できない場合が現在でもあり得る．遺伝子解析の技術向上に従い，遺伝子変異の正診率は高くなっている．

しかし臨床的には診断名が確定しているがいまだ遺伝子変異が確定できない場合には，最終的に性別判定という診断が1つの方法として考えられることもある．しかし，この性別判定においては正常群，異常群の判定ができないために1/2の確率で正常群を異常と判定してしまう大きな欠点がある．今後は性別判定に頼ることのないシークエンスのような技術の進化をすることにより，すべての遺伝子疾患の遺伝子変異が同定されるようになることが期待されている．一方で，X連鎖劣性遺伝のリスクのあるご夫婦が着床前診断を望まれる場合，罹患男児のみならず，保因者女児の出生も望まれない場合が多い．もちろん保因者女児は健康であるが，母親と同じくリプロダクションに影響するため，自分たちの児が将来成人したのちに，現在の自分たちと同じ思いをさせたくないという気持ちを強くもたれるようである．一方で，自分と同じ保因者女性の出生を否定することになり，クライエント女性には葛藤がある．現在の日産婦の見解では，明確には規定されていないが，2019年4月の日産婦学術講演会の中で，小委員会の方から「保因胚については，重篤な疾患を有すると判断していない．夫婦には非罹患胚を戻す，と説明する」という見解が述べられている．染色体構造異常に関しても同じ考え方になるであろう．クライエントの思いと学会の見解とに大きな隔たりがある一例である．

おわりに

遺伝性疾患で悩むクライエントの立場より混沌としたPGDの開始から今日に至るまで約15年間の足跡をたどりPGDの未来に対する提言をさせていただいた．今後のPGS（PGT-A）の発展を心より祈る．

謝辞
　本論文作成にあたり，着床前診断を臨床応用するために患者団体および日産婦委員会の中で，本法の重要性と必要性を訴え続けてこられた慶應義塾大学産婦人科　吉村㤗典名誉教授，徳島大学産婦人科　苛原　稔教授の先見の明および御尽力に心より感謝申し上げます．
　遺伝性腫瘍に関して重要な資料を提出していただいた順天堂大学医学部産婦人科　木村美葵先生ならびに

PGT-MのPGDは限られた大学病院でのみ施行されていた現状から国内での精度の高い外部委託専門センターの立ち上げにご尽力された倉橋浩樹教授に深謝いたします．

■文 献

1) World Medical Association Declaration of Helsinki Ethical Principles for medical research involving human subjects. Adopted by the 18th WMA General Assembly, Helsinki, Finland, June 1964
2) ロバート・F. ワイヤー：障害新生児の生命倫理―選択的治療停止をめぐって（高木俊一郎，高木俊治 訳）．学苑社，1991
3) The New York Times, May 14, 2013
4) Hayden EC：Gene counsellors expect resurgence of 'Jolie effect'. But misinterpreted results of tests for cancer risk can result in unnecessary surgery. News. Nature, March 2015
5) Chen S, et al.：Meta-analysis of BRCA1 and BRCA2 penetrance. *J Clin Oncol* **25**：1329-1333, 2007
6) NCCN Clinical Practice Guidelines in Oncology：Genetic/familial high-risk assessment：Breast and ovarian, HBOC Syndrome Testing. Version 1, 2018

おわりに

　2018年の日本産科婦人科学会の着床前診断に関する見解の改定もまた大きく時代を変えようとしている．最も重要な改定点は，以前は，着床前診断の対象となる患者がいてはじめて日本産科婦人科学会に事例の申請と同時に施設認定の申請を行っていたが，今回の改定でクライエントがいなくても診療施設は施設認定の申請をすることができ，承認されると，ウェブサイトなどに着床前診断認定施設と掲示できるようになる．先に表示できることにより，対象疾患のリスクのある夫婦で着床前診断を選択肢の1つとして考えているクライエント候補者がその施設の存在を知ることができるというメリットがある．70施設以上が応募し，その多くが承認，もしくは条件付きで承認されている．新規申請施設が数多く承認されたが，JAPCOは，これらの施設に対し，種々の側面から支援を行う．検査に関しては藤田医科大学の資本による株式会社OVUSが衛生検査所の登録もすませ，十分な精度管理の中でPGT-MとPGT-SRに関する検体検査を受託することで積極的に支援を行う準備ができている．他にもいくつかの検査会社がサンプル受け入れの準備ができていると聞き及んでおり，医療法に基づいた十分な精度管理の中で，日本の着床前診断の分野は急速に充実してきたと考えられる．解析結果の解釈に関しても，ゲノム研究の専門家や臨床細胞遺伝学認定士のような染色体の専門家などを含むエキスパートパネルにおいて議論したうえで判定していくのがよいであろう．また，倫理審査の標準化も大きな課題であり，JAPCOでは藤田医科大学・ヒトゲノム遺伝子解析研究倫理審査委員会の協力を得て，外部施設からの倫理審査の受託体制も確立した．遺伝カウンセリングに関しては認定遺伝カウンセラーの紹介などを通じて支援する．現在，JAPCO参加施設は北は北海道から南は鹿児島まで55施設あるが，それでもなお，認定施設の有無やその数にはまだまだ地域間格差があり，すべてのクライエントが地元の都道府県内で着床前診断を受けられるわけではないので，継続して施設認定の支援活動を行っていきたい．今後，PGT-Aのパイロット研究が終了し，近い将来に本研究が開始されることにも，対応できるよう，スループットの高い受け入れ体制構築の準備をしている．

　JAPCOは，もともとESHREのPGDコンソーシアムのような臨床研究の共同研究組織を目指して設立したので，標準プロトコールによる症例の蓄積とともに，その治療成績を積極的に公開していきたいと考えている．そのためには，現在，患者登録システム，フォローアップ・プロトコールの確立を目指して準備中である．また，培地などによる低侵襲性解析技術の開発研究，AIと連動したモザイク胚への対処法を含めた診断システムの開発研究も重要な課題である．さらには，来たるゲノム医療の時代を見据え，どのような患者にPGT-Aが効果があるのかを前もってゲノム解析などでわかるような遺伝子バリアント同定に向けた基礎研究なども進めている．教育では，セミナーなどで着床前診断に関する最新の情報収集の場の提供だけでなく，廃棄卵を用いた胚生検の技術講習会なども開催を予定している．クライエント条件の基準，対象疾患など，時代に即した着床前診断に関する見解の改訂に向けた日産婦への提言もJAPCOから積極的に発信していきたい．わが国のよりよき着床前診断の診療体制の構築に向けてJAPCOは動き出したばかりであるが，今後も日夜たゆまぬ努力をしていきたいと考えている．

2019年6月　　　　　　　　　藤田医科大学総合医科学研究所分子遺伝学研究部門　教授
　　　　　　　　　　　　　　　　　　　　　　　　　　JAPCO世話人代表
　　　　　　　　　　　　　　　　　　　　　　　　　　倉橋浩樹

日本産科婦人科学会
「着床前診断」に関する見解

(2019年5月17日)

受精卵(胚)の着床前診断に対し，ヒトの体外受精・胚移植技術の適用を認め，実施にあたり遵守すべき条件を以下に定める．

1. 位置づけ
着床前診断(以下本法)は極めて高度な技術を要し，高い倫理観のもとに行われる医療行為である．

2. 実施者
本法の実施者は，生殖医学に関する高度な知識・技術を習得し，かつ遺伝性疾患に関して深い知識と豊かな経験を有していること，および，遺伝子・染色体診断の技術に関する業績を有することを要する．

3. 施設要件
本法を実施する医療機関は，生殖補助医療に関して十分な実績を有することを必要とする．実施しようとする施設の要件は，細則に定めるものとし，所定の様式に従って施設認可申請を行い，本会における施設審査を経て認可を得なければならない．

4. 適応と審査対象および実施要件
1) 検査の対象となるのは，重篤な遺伝性疾患児を出産する可能性のある遺伝子変異ならびに染色体異常を保因する場合，および均衡型染色体構造異常に起因すると考えられる習慣流産(反復流産を含む)に限られる．遺伝性疾患の場合の適応の可否は，日本産科婦人科学会(以下本会)において審査される．

2) 本法の実施にあたっては，所定の様式に従って本会に申請し，施設の認可と症例の適用に関する認可を得なければならない．なお，症例の審査方法については「着床前診断の実施に関する細則」に定める．

3) 本法の実施は，夫婦の強い希望がありかつ夫婦間で合意が得られた場合に限り認めるものとする．本法の実施にあたっては，実施者は実施前に当該夫婦に対して，本法の原理・手法，予想される成績，安全性，他の出生前診断との異同，などを文書にて説明の上，患者の自己決定権を尊重し，文書にて同意を得，これを保管する．また，被実施者夫婦およびその出生児のプライバシーを厳重に守ることとする．

4) 審査対象には，診断する遺伝学的情報(遺伝子・染色体)の詳細および診断法が含まれる．対象となるクライエントに対しては，診断法および診断精度等を含め，検査前，検査後に十分な遺伝カウンセリングを行う．

5. 診断情報および遺伝子情報の管理
診断する遺伝学的情報は，疾患の発症に関わる遺伝子・染色体に限られる．遺伝情報の網羅的なスクリーニングを目的としない．目的以外の遺伝情報については原則として解析または開示しない．また，遺伝学的情報は重大な個人情報であり，その管理に関しては「ヒトゲノム・遺伝子解析研究に関する倫理指針」，「人を対象とする医学系研究に関する倫理指針」および遺伝医学関連学会によるガイドラインに基づき，厳重な管理が要求される．

6. 遺伝カウンセリング
本法は遺伝情報を取り扱う遺伝医療に位置づけられるため，十分な専門的知識と経験に基づく遺伝カウンセリングが必要である．この遺伝カウンセリングは，4項3)および4)に述べる実施施設における説明・カウンセリングに加え，客観的な立場からの検査前の適切な遺伝学的情報提供と，クライエントの医学的理解や意思の確認などを含めるものとし，原則として着床前診断実施施設以外の第三者機関において，臨床遺伝専門医，認定遺伝カウンセラー等の遺伝医療の専門家によって行われるものとする．また，検査後は，着床前診断実施施設が遺伝子・染色体解析データのすべてを受けとり，遺伝子(染色体)解析の専門家により判断，解釈を加え，着床前診断実施施設がクライエントに解析結果を情報提供し，改めて適切な遺伝カウンセリングを行う．

7. 申請および審査手続き
本法の実施にあたっては，本会への審査申請，承認を受けた後に，実施施設の倫理委員会での承認を受けなければならない．施設認定は，本会倫理委員会内に設置された着床前診断に関する審査小委員会で行うものとし，小委員会の運用については，細則に定める．

8. 症例登録と報告
本法を実施するにあたり，実施施設は個々の症例を本会に登録しなければならない．実施後はその結果(検査精度，妊娠転帰，児の予後などを含む)を症例毎に報告する．症例の登録，報告の方法などについては，細則に定める．

9. 見解等の見直し
本会は，着床前診断に関する本会の見解や資格要件，手続きなどを定期的(3～5年毎)に見直し，技術的進歩や社会的ニーズを適切に反映していくことに努める．

平成30年6月23日改定

着床前診断の実施に関する細則

[1] 施設基準ならびに実施者・配置すべき人員の基準

1) 実施施設にあっては下記の実施実績，整備の要件を満たすものとする．

①生殖補助医療実施医療機関の登録と報告に関する見解に定める倫理委員会を設置すること
②体外受精・胚移植の十分な実施実績を有すること
③遺伝子(染色体)解析，診断の十分な実施実績を有すること
④当該施設内における遺伝カウンセリング体制・人員の整備がされていること
⑤着床前診断実施後，遺伝子(染色体)解析データの全情報について専門的に判断，解釈し，対応できる遺伝子(染色体)解析の専門家が配置されていること

＊遺伝子(染色体)解析を外部機関等に委託する場合，その外部機関等の業務が技術・学術的にも適正であり，かつ倫理的にも関連した倫理指針，ガイドラインを遵守していることを要す．なお着床前診断実施施設において遺伝子(染色体)解析データの全情報を受けとり，解析結果を遺伝子(染色体)解析の専門家が判断，解釈し，適切な検査後遺伝カウンセリングを行うことを要する．

[2] 申請方法

申請・認可には施設に関する申請・認可と症例に関する申請・認可がある．着床前診断を行おうとする施設は，前もって施設に関する申請・認可を行った後に，着床前診断を希望する症例が発生する度に，症例に関する申請・認可を行う必要がある．症例申請にあたっては，遺伝性疾患と習慣流産のそれぞれで方法が異なる．さらに実際の着床前診断実施に際しては，本会の承認を受けた後に実施施設の倫理委員会の承認を受けなければならない．

1) 施設認可申請

着床前診断の施設認可申請時には上記1)の実績，人員配置の状況を様式1により提出するものとする．また本申請にかかわる実施者，人員の配置についてはその履歴，業績を添付する．

＜記載を要する事項＞
　①倫理委員会の設置状況
　②施設の体外受精・胚移植の実施状況　③施設の遺伝子(染色体)解析，診断の実施状況，および着床前診断の遺伝子(染色体)解析の体制
　④施設の遺伝カウンセリング体制の状況
　⑤着床前診断の実施責任者および実施者(複数の場合は全員)の氏名，略歴，業績
　⑥着床前診断の遺伝子(染色体)解析データの全情報について専門的に判断，解釈し，対応できる遺伝子(染色体)解析の専門家の氏名，略歴，業績
　⑦施設内の遺伝カウンセリング担当者の氏名，臨床遺伝専門医，認定遺伝カウンセラー等の遺伝医療の専門資格，略歴，業績
2)症例認可申請
　着床前診断に関する施設認可を得た施設において，着床前診断を希望する症例が現れた場合は，個々の症例の申請書類を様式2-1および様式2-2により日本産科婦人科学会理事長宛に送付する．
(1)着床前診断に関する症例認可申請【遺伝性疾患】(様式2-1)
　①着床前診断を行う疾患名(遺伝子異常，染色体異常，核型などを含む)
　②症例の概要(妊娠歴，流産歴，分娩歴，夫婦および家族歴(遺伝家系図)，着床前診断を希望するに至った経緯，生まれてくる児の重篤性を示す臨床症状もしくは検査結果など)
　③胚の遺伝子異常，染色体異常等の診断法
　④クライエントへの説明内容
　⑤自施設における遺伝カウンセリングの内容と本会への申請に対する同意書
　⑥検査前の第三者による遺伝カウンセリングの報告(着床前診断実施診療施設以外の第三者機関における遺伝カウンセリングの内容(写し)と担当者の施設名，氏名)
(2)着床前診断に関する症例認可申請【習慣流産】(様式2-2)
　①着床前診断を行う疾患名(遺伝子異常，染色体異常，核型などを含む)
　②症例の概要(妊娠歴，流産歴，分娩歴，夫婦および家族歴(遺伝家系図)，着床前診断を希望するに至った経緯，夫婦の染色体異常，核型，流産児(絨毛)の染色体分析結果，習慣流産関連の諸検査成績など)
　③胚の遺伝子異常，染色体異常等の診断法
　④クライエントへの説明内容
　⑤自施設における遺伝カウンセリングの内容と本会への申請に対する同意書
　⑥検査前の第三者による遺伝カウンセリングの報告(着床前診断実施診療施設以外の第三者機関における遺伝カウンセリングの内容(写し)と担当者の施設名，氏名)

【3】着床前診断に関する審査小委員会(以下小委員会)
　1)小委員会は，原則として本会理事または倫理委員，および理事長が委嘱する着床前診断に豊富な知識を有する複数の領域にわたる専門家，男性および女性の委員をもって構成され，施設認定に関する審査，個々の申請事例についての適応可否に関する審査等を行う．委員は5名以上10名以内とする．委員の再任は妨げない．
　2)小委員長は委員の互選により選出される．
　3)小委員会は本会倫理委員長の諮問あるいは必要に応じて小委員長が召集する．
　4)小委員会の職責遂行を補佐するため幹事若干名が陪席する．

【4】施設および症例の認定
　1)小委員会は書類により施設申請ならびに申請症例を審議し，必要に応じて調査を行う．
　2)小委員会は施設ならびに症例(疾患)や診断方法について認可の可否を決定し，申請者に通知する．(様式3-1，様式3-2)
　3)小委員長は申請審議内容を倫理委員会に報告する．
　4)施設認定の期間は5年とし，5年ごとに更新する．

【5】症例の登録
　1)本法を実施するにあたっては，認可症例毎に実施施設の倫理委員会の承認を受けなければならない．
　2)倫理委員会の承認後，実施施設は個々の症例を倫理委員会の議事録および承認書の写しと共に様式4により本会に登録しなければならない

【6】実施報告義務
　1)本件に関わる報告対象期間は毎年1月1日から12月31日までとする．
　2)実施施設は，毎年3月末日までに個々の登録症例について実施報告書(様式5)により倫理委員長宛に送付する．
　3)当該年度に実施がない場合でも，実施報告書(様式5)は送付する．
　4)倫理委員会は報告書を審議し，その結果を理事会に報告する．

【7】見解の遵守
　1)倫理委員会は認定施設および実施者が見解を遵守しているかを検討し，違反した場合にはその旨理事会に報告する．
　2)理事会は見解に違反した施設および会員に対して本会見解の遵守に関する取り決めに従って適切な指導・処分を行う．

　　　　　　　　　　　　　　　(平成10年10月発表，会長　佐藤和雄)
　　　　(平成11年7月改定，会長　青野敏博，倫理委員会委員長　藤本征一郎)
　　　　(平成18年2月改定，理事長　武谷雄二，倫理委員会委員長　吉村㤗典)
　　　　(平成22年6月改定，理事長　吉村㤗典，倫理委員会委員長　嘉村敏治)
　　　　(平成27年6月20日改定，理事長　小西　郁生，倫理委員会委員長　苛原　稔)
　　　　(平成30年6月23日改定，理事長　藤井　知行，倫理委員会委員長　苛原　稔)
　　　　(平成31年4月改定，理事長　藤井　知行，倫理委員会委員長　苛原　稔)

公益社団法人日本産科婦人科学会より許諾を得て転載
出典:「着床前診断」に関する見解(2019年5月17日更新)
http://www.jsog.or.jp/modules/statement/index.php?content_id=31

JAPCO 登録施設一覧

(2019 年 5 月現在)

● 北海道・東北

参加施設名	代表者	電話番号	住　所
札幌医科大学	齋藤　豪	011-611-2111	〒060-8543 北海道札幌市中央区南 1 条西 16-291
医療法人社団神谷レディースクリニック	神谷博文	011-231-2722	〒060-0003 北海道札幌市中央区北 3 条西 2-2-1 日通札幌ビル 2F
国家公務員共済組合連合会 斗南病院 産婦人科・生殖内分泌科	逸見博文	011-231-2121	〒060-0004 北海道札幌市中央区北 4 条西 7-3-8
さっぽろ ART クリニック	藤本　尚	011-700-5880	〒060-0807 北海道札幌市北区北 7 条西 4-1-2 KDX 札幌ビル 4F
京野アートクリニック	京野廣一	022-722-8841	〒980-0014 宮城県仙台市青葉区本町 1-1-1 三井生命仙台本町ビル
仙台 ART クリニック	吉田仁秋	022-791-8851	〒983-0864 宮城県仙台市宮城野区名掛丁 206-13

● 関東・甲信越

参加施設名	代表者	電話番号	住　所
医療法人社団セキール会 セキールレディースクリニック	関　守利	027-330-2200	〒370-0841 群馬県高崎市栄町 17-23
埼玉医科大学総合医療センター 産婦人科	高井　泰	049-228-3681	〒350-8550 埼玉県川越市鴨田 1981
高橋ウイメンズクリニック	高橋敬一	043-243-8024	〒260-0028 千葉県千葉市中央区新町 18-14 千葉新町ビル 6F
医療法人財団順和会 山王病院リプロダクション・ 婦人科内視鏡治療センター	堤　治	03-3402-3151	〒107-0052 東京都港区赤坂 8-10-16
城南レディスクリニック品川	岩崎信爾	03-3440-5562	〒108-0074 東京都港区高輪 4-24-58 サマセット品川東京 1F
東京医科大学病院	久慈直昭	03-3342-6111	〒160-0023 東京都新宿区西新宿 6-7-1
加藤レディスクリニック	加藤恵一	03-3366-3777	〒160-0023 東京都新宿区西新宿 7-20-3
日本医科大学産婦人科	竹下俊行	03-5814-6504	〒113-8603 東京都文京区千駄木 1-1-5
東京大学医学部附属病院 女性外科	平田哲也	03-3815-5411	〒113-8655 東京都文京区本郷 7-3-1

参加施設名	代表者	電話番号	住所
木場公園クリニック	吉田 淳	03-5245-4122	〒135-0042 東京都江東区木場2-17-13 亀井ビル2F
梅ヶ丘産婦人科	辰巳賢一	03-3429-6036	〒154-0022 東京都世田谷区梅丘1-33-3
ファティリティクリニック東京	小田原靖	03-3406-6868	〒150-0021 東京都渋谷区東3-13-11 A-PLACE 恵比寿東1F
神奈川レディースクリニック	小林淳一	045-290-8666	〒221-0822 神奈川県横浜市神奈川区西神奈川1-11-5 ARTVISTA横浜ビル6F

● 中部・北陸

参加施設名	代表者	電話番号	住所
俵IVFクリニック	俵 史子	054-288-2882	〒422-8066 静岡県静岡市駿河区泉町2-20
浅田レディースクリニック	浅田義正	052-551-2203	〒450-0002 愛知県名古屋市中村区名駅4-6-17 名古屋ビルディング3F
おち夢クリニック名古屋	越知正憲	052-968-2203	〒460-0002 愛知県名古屋市中区丸の内3-19-12 久屋パークサイドビル8F
さわだウィメンズクリニック	澤田富夫	052-788-3588	〒464-0819 愛知県名古屋市千種区四谷通1-18-1 RICCA11ビル3F(旧第36オーシャンプラザ3F)
藤田医科大学	藤井多久磨 西澤春紀	0562-93-2111	〒470-1192 愛知県豊明市沓掛町田楽ヶ窪1-98
西山産婦人科	西山幸男	059-232-0123	〒514-0004 三重県津市栄町4-72
クリニックママ	古井憲司	0584-73-5111	〒503-0807 岐阜県大垣市今宿3-34-1
西ウイミンズクリニック	西 修	0776-33-3663	〒919-8105 福井県福井市木田2-2102

● 関 西

参加施設名	代表者	電話番号	住所
木下レディースクリニック	木下孝一	077-526-1451	〒520-0806 滋賀県大津市打出浜10-37
足立病院 生殖内分泌医療センター	畑山 博	075-221-7431	〒604-0837 京都府京都市中京区東洞院通り二条下ル
うめだファティリティークリニック	宮崎和典	06-6371-0363	〒531-0072 大阪府大阪市北区豊崎3-17-6

参加施設名	代表者	電話番号	住所
IVF なんばクリニック	中岡義晴	06-6534-8824	〒550-0015 大阪府大阪市西区南堀江 1-17-28
オーク住吉産婦人科	田口早桐	06-4398-1000	〒557-0045 大阪府大阪市西成区玉出西 2-7-9
なかむらレディースクリニック	中村嘉宏	06-6378-7333	〒564-0051 大阪府吹田市豊津町 13-45 第 3 暁ビル
後藤レディースクリニック	後藤 栄	072-683-8510	〒569-1116 大阪府高槻市白梅町 4-13 ジオ高槻ミューズ EX 5F
IVF 大阪クリニック	福田愛作	06-4308-8824	〒577-0012 大阪府東大阪市長田東 1-1-14
神戸元町夢クリニック	河内谷敏	078-325-2121	〒650-0037 兵庫県神戸市中央区明石町 44 神戸御幸ビル 3F
英ウィメンズクリニック	塩谷雅英	078-704-5077	〒655-0893 兵庫県神戸市垂水区日向 1-4-1 レバンテ垂水 1 番館 2F
兵庫医科大学病院	澤井英明	0798-45-6481	〒663-8501 兵庫県西宮市武庫川町 1-1
うつのみやレディースクリニック	宇都宮智子	073-423-1987	〒640-8831 和歌山県和歌山市美園町 5-4-20

●中国・四国・九州

参加施設名	代表者	電話番号	住所
ミオ・ファティリティ・クリニック	美尾保幸	0859-35-5211	〒683-0008 鳥取県米子市車尾南 2-1-1
岡山二人クリニック	林 伸旨	086-256-7717	〒701-1152 岡山県岡山市北区津高 285-1
絹谷産婦人科	絹谷正之	082-247-6399	〒730-0035 広島県広島市中区本通 8-23 本通ヒルズ 4F
広島 HART クリニック	向田哲規	082-567-3866	〒732-0822 広島県広島市南区松原町 3-1-301
IVF クリニックひろしま	滝口修司	082-264-1131	〒732-0822 広島県広島市南区松原町 5-1 BIG FRONT ひろしま 4F
県立広島病院生殖医療科	原 鐵晃	082-254-1818	〒734-8530 広島県広島市南区宇品神田 1-5-54
つばきウイメンズクリニック	鍋田基生	089-905-1122	〒791-1104 愛媛県松山市北土居 5-11-7

セントマザー産婦人科医院	田中　温	093-601-2000	〒807-0825 福岡県北九州市八幡西区折尾 4-9-12
IVF 詠田クリニック	詠田由美	092-735-6655	〒810-0001 福岡県福岡市中央区天神 1-12-1 日之出福岡ビル 6F
古賀文敏ウイメンズクリニック	古賀文敏	092-738-7711	〒810-0001 福岡県福岡市中央区天神 2-3-24 天神ルーチェ 5F
医療法人蔵本ウイメンズクリニック	蔵本武志	092-482-5558	〒812-0013 福岡県福岡市博多区博多駅東 1-1-19
医療法人社団 高邦会 高木病院 産婦人科		0944-87-0001	〒831-0016 福岡県大川市酒見 141-11
医療法人 ART 岡本ウーマンズクリニック	岡本純英	095-820-2864	〒850-0861 長崎県長崎市江戸町 7-1
ART 女性クリニック	小山伸夫	096-360-3670	〒862-0955 熊本県熊本市東区神水本町 25-18
セント・ルカ産婦人科	宇津宮隆史	097-547-1234	〒870-0823 大分県大分市東大道 1-4-5
竹内レディースクリニック	竹内一浩	0995-65-2296	〒899-5421 鹿児島県姶良市東餅田 502-2

索　引

和　文

あ・い

アレイCGH［法］　4, 42, 76, 115
アレルドロップアウト　17, 61
鋳型　42, 50, 51, 61, 62
移植可能胚　19
遺伝カウンセリング　103
遺伝子解析　18
遺伝性疾患　112
遺伝性乳がん卵巣がん　121
遺伝性網膜芽細胞腫　108
いわて東北メディカル・メガバンク機構　107
インフォームド・コンセント　14
インフォームド・チョイス　104
インプリント異常　98
インプリント疾患　93

え

栄養外胚葉　5, 39
栄養芽細胞　17
エピジェネティック　98
エピジェネティック疾患　12
塩基配列　53
エンハンスメント　110

お

欧州生殖医学会　19, 76
オーグメント療法　89
オフターゲット効果　112
オリゴDNAプローブ　48
オルニチントランスカルバミラーゼ欠損症　6

か

解像度　55
家系図　107
片親性ダイソミー　52
割球生検　3
鎌状赤血球症　118
カリオマッピング　18, 67, 68, 73
顆粒膜細胞　47
加齢依存性　88
間期核細胞　49
感度　55
がんの易罹患性症候群　121
がんのリスク　97
がん抑制遺伝子　121

き

逆位セグメント　27
吸引法　39
極体生検　4
近畿大学の家系図描画ツール　107
筋強直性ジストロフィー［1型］　6, 108
均衡型［染色体］構造異常　6, 22, 32
均衡型［相互］転座　24, 29, 117

く・け

クライエント中心療法　104
グルタル酸尿症II型　6
蛍光標識　49
継続妊娠率　79
欠失セグメント　28
ゲノムカバー率　62
ゲノム編集　111
検査精度　10
顕微授精　2

こ

交互分離　24, 38, 39
高出生体重　93
拘束性皮膚障害　6
公的機関の構築　100
公的経済的助成　93
幸福追求権　121
交絡因子　93, 97
国際生殖補助医療モニタリング委員会　2, 95
骨形成不全症II型　6
骨結合織皮膚疾患　6
コホート研究　93
コンタミネーション（コンタミ）　55, 69
コントロールサンプル　57
コンパウンドヘテロ　20

さ

財政的バックアップ　101
採卵［数］　16, 19
サザンブロット（ブロッティング）　48, 63
産科的合併症　99
産婦人科診療ガイドライン婦人科外来編2017　22

し

自家ミトコンドリア注入　89
子宮筋障害　19
子宮収縮不全　19
子宮内膜症　19

索引

ジストロフィン遺伝子　123
次世代シークエンサー［法］
　4, 79, 115
施設認定　100
自然妊娠　9
自動家系図作成ソフト f-tree
　107
児の健康状態　92
自閉症　93
習慣流産　5, 6, 117
周産期リスク　19
重篤［な疾患］の定義　108, 122
絨毛検査　3
絨毛診断　75
授精　16
出生前診断　2, 114
ジュネーブ宣言　117
常染色体優性遺伝形式　15
常染色体劣性遺伝形式　15
常染色体劣性遺伝疾患　3
新 Extrusion 法　41
神経学的達成度テスト　99
神経管欠損症　118
神経筋疾患　6
心血管系障害　93
人工妊娠中絶　7
侵襲的検査　3
新鮮胚［周期］　4
心臓奇形　97
診断可能胚　19
伸長リピート　63

す・せ・そ

スプライシング異常　19
生検細胞　17
生検のタイミング　99
生児獲得率　23, 80
成熟型遅延骨異形成症　6
生殖能　19

生殖補助医療　4, 76, 114
精神・運動発達　99
性別診断　36
生命の選別　8
世界医師会　117
脊髄性筋萎縮症　6
セグメント　27
全ゲノムシークエンス　53
全ゲノム増幅法　50, 76
染色体異常症　12
染色体異常の保因者　115
染色体構造異常　3, 6
染色体正常胚出現率　79
全生殖補助医療　4
前置胎盤［率］　19, 99
先天異常　93, 97
先天性ネフローゼ症候群　118
先天性ミオパチー　6
選別的中絶　8
増幅の均一性　50
増幅バイアス　52

た

第一減数分裂　24
体外受精［技術］　2, 17, 75, 116
体外培養技術　17
体細胞分裂中期染色体　51
胎児心拍陽性率　45
代謝性疾患　6
タイムラプスインキュベーター　39
多因子疾患　12
多指症　97
多施設共同ランダム化比較試験　79, 81
単一遺伝子疾患　3, 12

ち

着床前診断　2, 22, 48, 75, 80, 114
着床前診断に関するガイドライン　115
「着床前診断」に関する見解　5, 9, 126
着床前診断の歩み　2
着床前スクリーニング　2, 76
着床率　45, 80
超音波検査　116
調節卵巣刺激　17
重複セグメント　28

て

帝王切開率　99
低出生体重　93
低侵襲　41
低ホスファターゼ症　109
定量 PCR　88
デザイナーベビー　110

と

凍結胚［周期］　4
凍結融解胚移植　38
特別臨床研究　10
トリソミー　8, 25
トリプレットリピート病　65

な・に

内部細胞塊　5
日本遺伝カウンセリング学会　104, 105
日本遺伝子細胞治療学会　111
日本医療研究開発機構　93
日本産科婦人科学会　5, 111
日本人類遺伝学会　104, 105
日本生殖医学会　111

133

日本着床前診断コンソーシアム　18, 32, 103
乳幼児発達スケール　93
尿道下裂　97
妊娠転帰　10
認知発達障害　93
認定遺伝カウンセラー［制度］　104, 105, 122
妊孕性　3, 8

ね・の

ネガティブコントロール　55
嚢胞性線維症　3, 118

は

バイオインフォマティクス　74
胚質　19
倍数体　56
胚生検　17, 36
胚培養　16
胚盤腔液吸引　46
胚盤胞　2, 5, 17
胚盤胞栄養外胚葉　83
胚盤胞生検　5, 17
胚盤胞凍結法　17
パキテン図　24
発症前診断　118
発症前治療　118
ハプロタイプ解析　18, 65
ハプロタイプ家系図　60
伴性劣性遺伝性疾患　36
反復 ART 不成功例　81

ひ

非移植胚　71
ヒト下垂体性性腺刺激ホルモン　17

ヒトゲノム・遺伝子解析研究に関する倫理指針　116
ヒトゲノムリファレンス配列　54
ヒト受精胚　112
ヒト白血球型抗原　96
人を対象とする医学系研究に関する倫理指針　116
ピペッティング　70
表現促進現象　20
標準作業手順書　69
病的バリアント　60
非罹患胚　19

ふ

不育症　22
不均衡セグメント　27
副腎白質ジストロフィー　3, 16, 63
腹壁欠損　97
福山型先天性筋ジストロフィー　6
婦人科外来ガイドライン 2017　22
プロチョイス　119
プロライフ　119
分割期胚　17

へ・ほ

ヘテロ接合型　67
ペルオキシソーム病　16
ヘルシンキ宣言　115, 117
変異アレル　20
ポジティブコントロール　55
母体保護法　3
ホモ接合型　67

ま

マイクロアレイ［染色体解析］　50, 52
マススクリーニング　8

み

未診断疾患イニシアチブ　106
ミトコンドリア DNA 量　88
ミトコンドリア脳筋症　88
ミトコンドリア病　12

む・め

ムコ多糖症 II　6
無侵襲的出生前遺伝学的検査　76, 105
メチレンテトラヒドロ葉酸還元酵素欠損症　16
メンデル遺伝［病］　12, 118

も

網膜芽細胞腫　20
モザイク　17
モザイク型染色体異常　52
モザイクトリソミー　56
モザイクモノソミー　56
モザイク率　56
モノソミー　25

や・ゆ・よ

野生型アレル　63
融解胚周期　4
優生学　110
優生思想　8, 110
癒着胎盤　19
羊水検査　3
羊水診断　75
余剰胚盤胞　38

ら

卵割期胚［生検］ 2, 4
卵細胞質内精子注入法 2, 69
卵子の加齢 88
卵巣過剰刺激症候群 17
卵巣機能 19
卵巣刺激 16
卵巣予備能 19
ランダム化比較試験 52

ランダムプライマー 74
卵胞刺激ホルモン 16

り・れ

罹患アレル 63
リファレンス DNA 52
流産率 19, 79
流死産リスク 31
臨床遺伝専門医 57, 104

臨床妊娠率 80
隣接 1 分離（隣接 I 型），隣接 2 分離（隣接 II 型） 24, 39
倫理委員会 10
倫理的問題 8
レーザー照射 39

わ

腕間逆位 27

欧　文

A

ADO 率 62
adrenoleukodystrophy（ALD） 63
advanced maternal age（AMA） 43
allelic dropout（ADO） 17, 61
AMED 93, 101
amplification 50
Angelman 症候群 99
array comparative genomic hybridization（aCGH） 4, 42, 76, 115
assisted hatching（AH） 47
assisted reproductive technology（ART） 4, 76, 114

B

BAC プローブ 48
BE（base editor）システム 112
Beckwith-Wiedemann 症候群 99
biopsy 39
Biopsy Pipette 39

blastocelic fluid aspiration 46
blastocyst 5
BRCA1（*BRCA2*）病的変異 121
Bulk DNA 50

C

call rate 62
Carl Ransom Rogers 104
cell Lysis 50
cfDNA 47
Charles Robert Darwin 110
CoGEN 55
comparative genomic hybridization（CGH） 51
CTG リピート 19

D

degenerate oligonucleotide primed PCR（DOP-PCR） 61
DMPK 遺伝子 19
DNA 修復関連遺伝子 121
double segment imbalanced（DSI） 26

Down 症 120
Duchenne 型［進行性］筋ジストロフィー 6, 12, 13, 16
Duchenne muscular dystrophy（DMD） 36

E

Edwards 75
Ellis-van Creveld 症候群 118
embryo biopsy 36
European Society of Human Reproduction and Embryology（ESHRE） 4, 19, 76, 95
evidence based medicine 9
Extrusion 法 37

F・G・H

fluorescence *in situ* hybridization（FISH）［法］ 3, 37, 49, 116
follicle stimulating hormone（FSH） 17
Francis Galton 110

G 分染法　48
Handyside　3
HC-Forum　27, 29
Hempel examination　99
hereditary breast and ovarian cancer（HBOC）　121
human leukocyte antigen（HLA）［タイピング］　2, 96
human menopausal gonadotrophin（HMG）　17
Hunter 症候群　6, 13

I

IKBKG（inhibitor of kappa light polypeptide gene enhancer in B cells kinase of gamma）遺伝子　118
Illumina 社　53, 73
initiative on rare and nidiagnosed diseases（IRUD）　106
inner cell mass（ICM）　5
International Committee for Monitoring Assisted Reproductive Technologies（ICMART）　2, 95
intracytoplasmic sperm injection（ICSI）［児］　2, 69, 97
in vitro fertilization（IVF）　75, 116
in vitro fertilization and embryo transfer（IVF-ET）　2
IVF サイクル　56
IVF 児　97

J・K・L

Japan PGD Consortium（JAPCO）　18, 32, 103
Karyomapping　18, 67
kinder infant development scale（KIDS）　93
large indel　62
Leigh 脳症　6
Lesch-Nyhan 症候群　6
LIANTI　59
Loise J. Brown　75
loss of heterozygosity　52

M

Marfan 症候群　112
Matter of Life　75
metaphase CGH（mCGH）　51
MiSeq NGS システム　53
multiple displacement amplification（MDA）法　50
multiplex ligation-dependent prode amplification（MLPA）　48, 63
multiplex PCR　73
myotubular myopathy　6, 13

N・O

National Comprehensive Cancer Network（NCCN）　121
next generation sequencer（NGS）　4, 79, 115
NIPT 陽性群　116
NIPT 臨床研究　80
no-medical indication　45
noninvasive prenatal genetic testing（NIPT）　76, 105, 115
oocyte donation　45
ovarian hyperstimulation syndrome（OHSS）　17

P

PCR 産物　88
PDHC 欠損症（高乳酸高ピルビン酸血症）　6
Pelizaeus-Merzbacher 症候群　6
percentage of haploid autosomal length（%HAL）　25
PGD 児　99
PG-Seq™ kit with target sequence enrichment　74
PGS（PGT-A）特別臨床研究　10, 81
PGS パイロット試験［に関する実務者会議］　80, 82
PGT-M 間接法　66
PGT-M 検査プロセス　70
PGT-M 実施後の検証　71
PGT-M 実施前の妥当性検証　69
PGT-M 直接法　64, 65
PGT の適応　13
phi 29 DNA ポリメラーゼ　50
polymerase chain reaction（PCR）　3, 49
porphyria variegata　118
pre-amplification　50
preimplantation genetic diagnosis（PGD）　3
preimplantation genetic diagnosis international society（PGDIS）　4, 55

preimplantation genetic screening(PGS) 2
preimplantation genetic testing(PGT) 2
preimplantation genetic testing for aneuploidy (PGT-A) 2, 13, 49, 95, 114
preimplantation genetic testing for monogenic / single gene defects(PGT-M) 3, 12, 50, 60, 96, 114
preimplantation genetic testing for structural rearrangement(PGT-SR) 3, 12, 23, 49, 96, 114
primer extension preamplification(PEP) 61
prospective case control study 99

R
randomized controlled trial (RCT) 79, 81
recurrent IVF failure 45
recurrent miscarriage 45
restrictive dermopathy 6

ReproSeq 53
RNA 19
Robertson 型転座 22, 29

S
sampling 39
Sanger シークエンス 48
severe male factor(SMF) 45
short tandem repeat(STR) 18, 65
single cell 42
single gene detect 36
single nucleotide polymorphism array(SNP アレイ) 48, 52, 53
single nucleotide variant (SNV) 62
single segment imbalance (SSI) 26
small indel 62
SMARTer® PicoPLEX® Gold Single Cell DNA-Seq Kit 59
standard operating procedures (SOP) 69
STAR Trial 79

Stengel-Rutkowski 法 25, 29

T
Tay Sachs 病 118
TE 生検(trophectoderm biopsy) 39
Thermo fisher scientific 社 53
triplet repeat primed PCR (TP-PCR) 63
trophectoderm(TE) 5, 39

U・V・W・X・Y・Z
uniparental disomy(UPD) 30
VeriSeq 53
Vitrification 法 41
whole genome amplification (WGA) 50, 76
world medical association (WMA) 117
X 連鎖性遺伝性水頭症 6
X 連鎖劣性遺伝形式 15
X 連鎖劣性遺伝疾患 3
X 連鎖劣性精神発達遅滞 3
Y 染色体特異的 DNA 3

記号・数字
β-サラセミア 118
3:1 分離 24, 39
3 日目胚 17
4:1 分離 39
4 価染色体 24
4 細胞期 36
5,10-Methylenetetrahydrofolate reductase 欠損症 6
5～6 日目胚 17
8 細胞期 36

- JCOPY 〈(社)出版者著作権管理機構 委託出版物〉
  本書の無断複写は著作権法上での例外を除き禁じられています．
  複写される場合は，そのつど事前に，(社)出版者著作権管理機構
  （電話 03-5244-5088，FAX03-5244-5089，e-mail：info@jcopy.or.jp）
  の許諾を得てください．

- 本書を無断で複製（複写・スキャン・デジタルデータ化を含みます）
  する行為は，著作権法上での限られた例外（「私的使用のための複
  製」など）を除き禁じられています．大学・病院・企業などにお
  いて内部的に業務上使用する目的で上記行為を行うことも，私的
  使用には該当せず違法です．また，私的使用のためであっても，
  代行業者等の第三者に依頼して上記行為を行うことは違法です．

これでわかる　網羅的手法による着床前診断のすべて
―最新技術から遺伝カウンセリング，フォローアップまで―　　ISBN978-4-7878-2381-6

2019 年 7 月 31 日　初版第 1 刷発行

編　集　者	倉橋浩樹（くらはしひろき）
発　行　者	藤実彰一
発　行　所	株式会社　診断と治療社
	〒 100-0014　東京都千代田区永田町 2-14-2　山王グランドビル 4 階
	TEL：03-3580-2750（編集）　03-3580-2770（営業）
	FAX：03-3580-2776
	E-mail：hen@shindan.co.jp（編集）
	eigyobu@shindan.co.jp（営業）
	URL：http://www.shindan.co.jp/
表紙デザイン	株式会社ジェイアイ
印刷・製本	広研印刷 株式会社

©Hiroki KURAHASHI, 2019. Printed in Japan.　　　　　　　　　　　　　　　　　［検印省略］
乱丁・落丁の場合はお取り替えいたします．